【文庫クセジュ】

レジリエンス

こころの回復とはなにか

セルジュ・ティスロン著
阿部又一郎訳

Que sais-je?

白水社

目次

凡例

・原著者による注は、章ごとに（1）、（2）と番号を振り、左端に示した。
・訳者による注は〔 〕で括り、本文中へ挿入した。
・本文中の引用で巻末に参考文献として取り上げられているものは、その番号を【 】で示した。

まえがき　レジリエンス——どのように改めて見いだされるか？

今日「レジリエンス résilience」という言葉は、ますますあらゆる領域で使用されている。たとえば、生態学、金融、政治学などの分野である。けれども、それに惑わされてはいけない。この言葉は、時と場合に応じて異なる意味合いをもつからだ。心理学領域におけるレジリエンスには、固有の定義がある。それは、「トラウマ（外傷）を乗り越え、かつまた不都合な環境のなかで自らを構築し続けていく能力」を意味する。このコンセンサスの得られた定義にうなずけるとはいえ、いくつかの問題を孕《はら》んでいる。「トラウマ」という言葉は、特別に劇的《ドラマチック》な出来事だけにあてはまる表現なのか？　あるいは、たとえば、車の鍵を紛失するといった、ある人にとっては大したことでなくとも、別の人にはひどく衝撃を与えることにも適用できるのだろうか？　それにまた、「乗り越える」とは、何を意味するのだろうか？　ある環境が、いったい、いつどのあたりから「不都合な」といえるのか？　などの問題である。レジリエンスという言葉が、しばしば一種の万能用語として使われている現状認識なくして、この言葉から派生する事柄について十分に指し示すことは不可能であろう。こうした意味の取り違えは、決して驚くべきことではない。アメリカで一九五〇年代から始まったレジリエンス研究の手法《アプローチ》は、いくつかの段階を経て進展してきた。その結果、すべての研究者たちが、必ずしも同じ意味でレジリエンスについて主張しているとは限らず、同じ視点を重視したり保持しているわけでもない。なかには、そのことを互いに議論することすらなく受け継がれている研究もある。それによって、レジリエンスで示される指標は明らかに曖昧になっているのである。

二〇〇二年にグレン・リチャードソン（Glenn Richardson）は、レジリエンス研究の展開を「三つの波」に分けて識別した。まず第一の波として、レジリエンス研究のパイオニアたちは、トラウマを乗り越えて不都合な環境のなかで自らを構築し続けていく能力を、個人の素質《クオリティ》に帰するものとみなした。こうした研究は、先験的《ア・プリオリ》な逆境のなかで、大きな困難を乗り越えていく可能性に注意を喚起することに成功した。だが、それらはまた、人間性を二分化する危険性をも孕《はら》んでいた。つまり、そのような素質の人間性を所有する者と、そうではない者、というふうにである。ここでは後者が、劣った者としてつぶされてしまう危険を伴う。この二分割された世界観には、生存競争と自然選択というダーウィンの進化論的図式が認められる。初期のレジリエンス研究と進化論との類似性については、強調しつつも、きちんと批判しておく必要がある。

したがって、研究者のなかにはレジリエンスを素質ではなくて過程《プロセス》として理解しようと提案する者もいた。トラウマ的状況のなかで行動を起こし介入することで、「新たな出発」に向けてそうした状況を乗り越えることを可能とする過程である。こうした展望であれば、支援を受ける条件さえ整えば、誰もがレジリエントになれるはずである。だがこの考え方には、また別の危険性が待ち受けている。それはトラウマを受けた後に、誰もが、まるであらかじめ道しるべが立てられているかのように、同じ段階を経てレジリエンスを構築してゆけると考えてしまう危険性である。そして実際、そのように考えて進んでいってしまった。たとえば、倒錯者は、「レジリエンスの庇護から外れてしまった者」〔原文ママ〕に違いないと述べる者や、「真のレジリエンス」とは愛他的精神をつねに伴うものである、などと語る者も現われた。同時に、このようなレジリエンス概念においては、ケア・ギビング *care giving*〔世話をする存在、原書では「レジリエンスの導き手 **tuteur de résilience**」と併記〕の有用性が強調されてきた。こうした人々は、ケアが欠けているとみられる者に対して、レジリエンスというプロセスを支える存在である。この第二の波の時期が、レジリエンスに関する数多くの道徳・教訓的な理論を創出するうえで適していたことを確認しようとしても詮無きことである。しかも、こうした理論は、明らかにすべてが科学的様相を備えていると主張したのである。

レジリエンス概念の第三の波では、従来の研究アプローチと決別して、レジリエンスは力《フォース》——あるいは適性、性向などと表現してもよいが——であると考えられた。誰もがこうした力《フォース》を多少とも備えており、生まれ持った力もあれば、環境による影響を受けている力もある。我々は力のおかげで、いつ何時《なんどき》でも環境の急激な変化にも、その帰結としての、とりわけストレスという形での内的動揺にも折り合いをつけることができる。このことは、ストレスがつねに有害とは限らないことを意味している。ある程度のストレスは、十分に管理《コントロール》されるのであれば有益となる。つまりレジリエンスとは、ストレスと上手につき合えることである。レジリエンスの作用はまた、事故や病気、喪失といった例外的な出来事のみならず、思春期や中年期の危機、更年期や初老期の始まりなど、正常な発達段階の際にも介在する。この第三のアプローチには、素質《クオリティ》や過程《プロセス》を研究してきた従来の二つの波と比較して、顕著な利点が示されている。それは、誰もが「自らの」レジリエンスを構築できるが、本人にとっては、いつどのようにレジリエンスが発揮されるのか決してわからない、ということである。とくに、人によってはレジリエンスを再構築していくうえで、意表をついた衝撃的とさえいえる道のりを辿っていくことを受け入れなければならない。このことは、驚くほどのことではない。森林が焼き払われると、生命はより多様な、ときには予期しえない植物種の形態をもって生態系を取り戻していく。人間についてもそれは同じである。心的あるいは身体的トラウマを受けた後に、危険行動や性的逸脱行為、愛他的関わり、さらには創造的能力といったような、それまでみられなかった新たな行動面が現われてくることもある。しかも、この第三のレジリエンス研究アプローチは、明らかに脳や心の驚嘆すべき可塑性に関する近年の神経科学研究領域のなかに基盤となる根拠を見いだしていた。

それゆえ二〇〇二年以降、「レジリエンス」という言葉をめぐるさまざまな意味合いが明確に規定されるようになった。残念ながら、この言葉は、意味の多義性について、まったく注意を促されることなくフランスに導入されたのである。その結果、意味が取り違えられ、メディア的成功がそれに追随することとなった。レジリエンスという同じ一つの言葉に、誰もが各々の先験的《ア・プリオリ》な知見や、さらにはイデオロギー的確信を込めて使うようになっても大して驚くにはあたらない。そのようなわけで、本書が二〇一〇年に発行された改訂版から、リチャードソンが定義した三つの意味合いを区別すべく、私はレジリエンスについて三通りの異なる表記を用いることを提唱している。まず最初の意味として、素質《クオリティ》を表わす「レジリエンス résilience」がある。これは通常は、とりわけ素材に関連するレジリエンス分野で使用されている。その次に、過程《プロセス》としてのレジリエンスであるが、これはアルファベットを一文字変えて「レジリアンス résiliance」と表記できよう。この呼び方は、英語の *reliance*（リライアンス＝信頼）や、仏語で *survivance*（スルヴィヴァンス＝生き延びること）といった言葉と類似する。つまり、決して終わりのない作業という意味を強調することになる。最後の力《フォース》であるが、これは頭文字 r を大文字 R にして「（大文字の）レジリエンス *R*ésilience」としよう。この力によって、我々は環境の急激な変化にも、その帰結としての内的動揺にも折り合いをつけることができる。けれども、このレジリエンスの三つのアプローチは、本当に対立するものだろうか？　歴史的にみると、確かに各研究の波は、それ以前までみられた研究アプローチに対比させる形で構築されてきたのが事実である。だが実践において、この三つは密接に連関しているものだ。レジリエンス概念の意味合いを、三通りの異なる綴りで表記して識別したところで、我々はいささか聞き慣れないが、以下のような一つの定式にまとめることができよう。それを読めば、たちどころに明確に理解できるだろう。つまりは、「（大文字の）レジリエンスRésilienceという存在によって、レジリエンスrésilienceを促進させるレジリアンスrésilianceの働きが理解できるようになる。そして、それらは相互的に作用する」。これは次のように言い換えられる。レジリアンスという過程《プロセス》は、レジリエンスな素質《クオリティ》を備えた個人において、よりいっそううまく作動する。そして、その過程を通じて、今度は素質としてのレジリエンスが増大し、その影響が観察あるいは測定可能となる。だがすべては、生きている者が力《フォース》として（大文字の）レジリエンスRésilienceを備えているからこそ可能なのだ。力《フォース》とは、その者を成長させて、つねに安定した平衡状態の再構築へと推し進める原動力である。

だが我々は今日、新たな局面に入ろうとしている。レジリエンスの意味について、素質《クオリティ》から始まり、それから過程《プロセス》、最後に力《フォース》として定義された後に、この言葉の意味合いは、現在さらに拡大している。

さまざまな協働実践に焦点が当てられ、さながら「新たなルネサンス〔復興・再生〕」のパラダイムとなるに至った。レジリエンスは、社会的であると同時に経済的で、心理学的さらには政治的でもある各構成要素のなかで考慮されるようになったのである。先のリチャードソンの提唱に倣って連続的に捉えるならば、現在はレジリエンス研究の「第四の波」と呼ぶことができよう。この言葉は実際のところ、「強靭《レジリエント》な都市」だとか、「打たれ強い《レジリエント》会社」などと述べるように、集団を表現するのに適用される。こうした言葉の新たな使用法は、それまでと比較して二つの特徴がある。まず第一に、それは個人のレジリエンスを構成する条件と同じく、集団組織をも強調している点である。第二に、レジリエンスはもはや、トラウマ的な出来事の後に再構築するにあたり、一つの局面だけに関与するのではない。それは、以下のような四つの局面を通じて成り立つ。一、**トラウマへの準備、心構え**。たとえば、我々が今日、直面しうるトラウマの本質を把握することは、家庭や社会に良好に参画していることと同じように、レジリエンスの一因子である。二、**トラウマに対する抵抗**。三、**再構築**。つまり、各々の能力や可能性を再構成することで、危機的状況に終止符が打たれる。それだけではなく、その際に発生した動揺を利用して、また別の基盤での発展をめざすことになる。四、**回復（復興）の強化**。カタストロフが到来して、ひとまず危機の発生を阻止できたとしても、その傷跡は実際のところ数多く残される。それは身体的かつ心理的な後遺症である。回復（復興）の強化とは、レジリエンス全体の、十分に完成された一つの局面なのである。それと同時に、最初の局面に再び立ち戻って、新たな可能性を含んだ第一歩を再び踏みだす。回復のうえで得た知識や経験を強化することは、実際のところ、今後再び生じる可能性のあるトラウマに備える一つのやり方でもある。レジリエンス概念の臨床的応用については、いまだ限定的である。だが一方で、この概念を、集団・集合的《コレクティフ》な次元まで拡げて適用することは、新たに数多くの有望かつ革新的な展望を開くことになるだろう。

本書を通じて再考しようとしたことは、このようなさまざまな叡智の歴史である。この問題は、よりいっそう、重要になってきているといえよう。レジリエンスという言葉は一九五〇年代のアメリカで胚胎し、それから三十年過ぎてフランスに導入された。それ以降も、これまでレジリエンス概念は大いに発展しながらも、いまだに数多くの議論がなされ、論争の中心に据えられている。昔もそうであったが、現在でも、レジリエンスについて言及した論議はどのようなものであれ、それを語っているのが誰であるのか、また何について語られているのかを、つねに明確にすべきである。我々がレジリエンスという言葉を用いるとき、この言葉にどのような意味を込めているのかを、正確に知ることがきわめて大切である。

序論

人は普段、自らの生活にほとんど慣れきっている。巡航速度で飛行している旅客機内にいるように、「快適ゾーン」と呼ばれる状態の只中にいるのだ。だが、そこに不慮の事故が到来する。それは自身の個人的な事故であったり、近しい人が事故に遭遇することもある。あるいは、あなたの周囲を標的とした甚大な弊害を及ぼすような集団的事象のこともあるだろう。それはまるで、奈落の底に落ちるようなものだ。大きな出来事に反応して、あなたは落ち込むこともあれば、自分の殻に閉じこもってしまったり、身体的な病気を患ったりもする。あるいはまた、それらすべてが同時に起こることもありうる。けれども、再び立ち直ろうとしたり、坂道を上ってゆこうとする時期はいずれ訪れる。レジリエンス理論が導入されるまでは、カタストロフが発生した後のことしか思慮が及ばず、どうにかして早く落ち着きを取り戻そうと努めなければならなかった。レジリエンス概念の到来によって、カタストロフ発生の前よりも発生後の方がはるかに良くなれるのだ、と考えられるようになった。

そのような考えに至るまでに、アメリカ文化（始まりはつねにアメリカ発である）は、二つの大きな変遷を辿る必要があった。一つ目は、プレカリテ précarité（流動化・不安定さ）に高い付加価値を与える伝統をもつ社会において、プレカリテが憂慮するほど問題化したことである。実際フランス社会におけるプレカリテは、安全性の欠如や社会的不安、さらには「病むこと《マレーズ》 malaise」の源泉とみなされる。その一方、アメリカ社会においてプレカリテは、つねに克服しなければならないものとみなされ、個人でも社会的にも克服することが、進歩するうえでの条件となる。(1) したがって、一九九〇年代における国際危機に関連したプレカリテの問題化は、アメリカ社会の歩みのなかでレジリエンスに対する価値づけを論理的にもたらしてきた。レジリエンスは、きわめて問題の多い状況から、「より高みに向けて」抜け出す能力とみなされたのである。プレカリテに関心を引き続けるべく、レジリエンスや、さらには共感性《エンパシー》までも付け加える必要があったのだ。(2)

レジリエンス概念の注目と広がりに貢献した二つ目の進歩として、一九九〇年代に新たなトラウマ概念が定義されたことが挙げられる。シャルコーの研究から十九世紀末までのトラウマの病原的影響は、患者（主体）の脆さと結びつけられてきた。トラウマは、その人がそれ以前に抱えていた欠陥を呼び覚ますことのない限り、真の「外傷《トラウマ》」となって生じることはなかった。そのことは、フロイトが自身のトラウマ理論のなかで、トラウマの時間的二相性として定式化したとおりである。だが一九九〇年代に入ると、そこに新たな概念が課されることとなった。それは、心的トラウマとは困難な状況における異常な反応（つまり、個人がそれまでに抱えていた欠陥と関連づけされやすい反応）ではなくて、異常な状況に対する正常な反応とみなす考え方である。この新たなトラウマ理論は、同時に、外傷を受けた患者（主体）を、病者から被害者という立場へと変えていった。そのためレジリエンス概念の広まりが、トラウマについての新たな概念と、将来的な病因的影響を予防する視点とを両立させうる一つの方法となったのである。もはや「脆そうな」心病める者を治すことが問題なのではない。すべての人たちにレジリエンスを奨励することが重要となったのだ。

結果的に、トラウマの影響が、それまでとは別様に考えられるようになった。まずはカタストロフが生じた後に、自らの生活をそれまでと同じレベルまで十分に再構築できない者がいる。あるいは、以前の状態に立ち戻って生活を遂行できている者もいる。残りは、新たな成長や発達、さらには新たなアイ

（1）アラン・エランベルグ『病める社会』スイユ社、パリ、二〇一〇年。Alain Ehrenberg, *La Société du malaise*, Paris, Le Seuil, 2010.

（2）セルジュ・ティスロン『共感性《エンパシー》——社会的遊びの中心で』アルバン・ミシェル社、パリ、二〇一〇年。

デンティティ（同一性）を獲得する道へと進んでゆく者である。すなわちレジリエンスは、個々のトラウマを「新たな出立」へと変化させうる全般的条件について研究する学問となった。そして、そのために生物学、心理学、家族・社会学的な資料すべてを即座に包含することになったのだ。

これで、大西洋を隔てた向こう側のアメリカにおいて、レジリエンス概念が、なぜこれほどまでのブームを引き起こしたのかが理解できよう。というのも、この概念のおかげで、（外傷的）経験は、もはや危惧すべきものではなくなる。その経験は、もっと元気になれて、己を知り自己を克服する、つまり「成長する」機会となるのだ。プレカリテが一つの規範となる社会において、レジリエンスは一種の心的な免疫学としての姿を現わす。つまりそれは、感染リスクを避ける一種のワクチンとして、トラウマから人間を保護するのである。

だが、このような二つの発展がレジリエンス概念の隆盛を「作動させた」としても、言葉の新たな創出はなされなかった。それでは、レジリエンスをめぐる用語上の問題から議論を始めていこう。はたして、この用語は、どこから由来するのだろうか？　まずはフランス語の「レジリアシオン résiliation」に注目してみよう。これは綴りのうえでは「レジリエンス résilience」ときわめて類似しているのだが、意味的にはまったく異なる。レジリアシオン résiliation とは「契約解除」のことである。実のところ、この二つの言葉は同じラテン語の語源をもつのであるが、フランス語は直系から派生したのに対して、英語の方は同類の派生語のほうが優先されたのであった。

「レジリアシオン」や「レジリエンス」の原義として、ラテン語の「*resilire*」という語がある。この言葉は、「跳躍する sauter」を意味する「*salire*」という動詞から作られた。「re-」という接頭辞は、後ろに向かう動作を示している。そこから、中世の時代に日常用語のなかにその意味が取り入れられた。それは、ある種、振り返って跳躍することによって契約を撤回する、放免される、という意味である。「レジリアシオン」は、したがって、あらかじめ結ばれていた義務から解放され、そこから自由になることを表わす。しかし、このフランス語の発展と並行して、ラテン語 *resilire* の現在分詞形のレジリエンス *resiliens* が、十七世紀になって英語に取り入れられると、そこには跳躍 saut を留めつつ、衝撃《ショック》後の反応、つまり跳ね返り rebond という意味も取り込まれた。もはや、フランス語の意味にあるような、解放されるために振り返って跳躍することではなく、衝撃の大きさと、より上手に飛躍するために退却するという事実が重要とされたのである。

この言葉がアメリカに渡ると、当然ながら優先されたのは、この二番目の意味合いであった。二十世紀初頭にポール・クローデル（Paul Claudel）は、この現象について次のような表現で語っている。「アメリカ人気質には、一つの特性がある。それは、あちらの言葉でレジリエンシー *resiliency* と記される表現であるが、私には正確にその意味に照合するフランス語をみつけられない。なぜならレジリエンシーには、弾力性、根性、能力、機嫌の良さといった特質がすべて統合されているからである」〔邦訳版編者による注釈では「*resiliency*：弾力性、活性を意味する英語」とある【16】〕。しかも、英語の *resiliency* という用語に直面した当初のフランス語翻訳者たちは、この仏語訳に苦慮した。翻訳者たちは、この語をしばしば「レジスタンス résistance」という用語で置き換えた。だが、どちらも互いに一つの語源をもちながらも、それぞれ明らかに異なる意味を与えられている。つまり、レジスタンス résistance とは、直立していられる能力（ラテン語 *stare* に由来する語）を指す。一方で、レジリエンス résilience は、跳ね返りの能力（跳躍を表わすラテン語 *salire* に由来）を指している。実際のところ、*resiliency* という語があまりにアメリカの文化社会的状況と結びついているために、フランス語で使用するのは不適切であると考える専門家もいる【15】。しかしながら、この言葉はフランス社会に導入されるやいなや、大いにもてはやされて驚くほど早く流布した。今日、この言葉は曲解されたまま、新聞社説のみならず社会的、政治的分野にまで至る所に及んでいる。その使用法の大部分は、この語がアメリカに輸出されて広まる以前の、十七世紀に英語が取り入れたレジリエンス *resiliens* という用語の意味の流れに沿ったものである。したがって、それは数年にわたって、跳ね返り能力という意味を前提として使われるうちに、いつのまにか、「跳ね返りが指し示すもの」の意味へと移行していった。ついには、ストレスを受けた場合に、効果的な防衛機制を即座に動員できる能力を意味するようになったのである。

けれども、ここで*resilire*という ラテン語の語源は、もう一つの意味を示唆している。それは、トラウマの自身への影響をほどく、解き放つ、という意味である。このような意味で考えるなら、レジリエンスとは、すべてに抵抗する力ではなくて、衝撃の後に再構築する能力のことを指している。臨床実践では、これら二つの意味合いが並立する場面にしばしば遭遇する。すなわち、レジリアンスとはトラウマに耐える、抵抗する能力であると同時に、トラウマ後に再構築される能力でもあるのだ。

つまるところ、レジリエンスという言葉を理解するには、その歴史や背景に関心を持つ必要がある。そして無論のこと、本書で議論を始めることになるのは、まさにそこからである。科学的手段による進歩と並行して、言葉の日常的使用は、一般大衆におけるその言葉の浸透度に応じて進展していく。するとそのうちに、道徳的さらには美的に共鳴するまでになってゆくのだ。レジリエンスとは、「良き、優れた」ものであると同時に、「美しき、素晴らしき」ものですらある。当然ながら、こうした新たな意味合いが、言葉の魅力的な力を増大させることになる。それはまた我々に、その意味合いの奥深さを見失わせる危険性を生じることにもなるのだが……。

こうした概念をめぐる迷宮に誘《いざな》われるにあたり、まずはレジリエンスという言葉が徐々に認識されていった成り立ちについて検討してゆこう。そのための旅路として、読者はまずはアメリカ、それからイギリスへと案内される〔第一章〕。次に、家庭や学校、社会生活の各領域のなかで、レジリエンスという言葉の意味合いが実際に多様に変化することについて触れる〔第二章〕。それから、フランスにおけるレジリエンス概念の驚異的な成功によって、改めて提起された問題点について取り上げよう〔第三章〕。最後に、本書の後半部の残りのページを割いて、レジリエンスという用語を用いる際に待ち受ける罠や陥穽《かんせい》に言及すべく、心理学上で認められているこの用語の使用法に立ち戻ることにする〔第四章〕。

けれども、こうした諸段階では、そのいずれもが困難な作業であることを認識しておいていただきたい。レジリエンス概念は絶えず流動的であるために、俯瞰的に概観を語ることなくして、明確化させることも焦点化も困難である。レジリエンスについて、そのいくつかの側面に取り組もうとするだけで、その概念の「真の本質」を見逃していると非難される危険すらあるのだ。だが、そうであっても、まずは議論をすすめてみることにしよう。

第一章　道具箱の歴史

I　「たくさんの顔を持つ」言葉

ジョエル・リゲッゾロ（Joëlle Lighezzolo）とクロード・ドゥ・ティシェ（Claude de Tychey）は、現在における レジリエンスの定義を、広範にわたって文献的に紹介している【58】。そのなかでは、結論づけられることなく以下のように締めくくられている。「レジリエンスとは、特性（パーソナリティ［人格］特徴）あるいは成果、あるいは過程《プロセス》のことを指すのであろうか……。あるいはまた、ルコント【56】がいみじくも適切に強調するとおり、それら三つを同時に指し示しているようでもある……」。理屈で考えるなら、この総説の帰結は予想どおりである。疑問符にして文章を終わらせてはいないものの、二度も繰り返し記されている中断符［……］をみれば、著者たちの困惑は言わずもがなであろう。それもそのはずである。人格、適応プロセス、道徳・倫理的準拠など、レジリエンスはすべてを表わして、さらにまた他の事柄とも関連するのだから。

レジリエンスの父とみなされるノーマン・ガルムジー（Norman Garmezy）は、社会適応という基準をレジリエンスを理解する上で中心に据えた。なぜなら、彼にとってレジリエンスとは「厳しい状況や試練、脅威があるにもかかわらず、良好に適応するプロセスであり、能力・可能性または成果」【34】のことであるからだ。また、この言葉はフロイトが「昇華」と呼んだ内容に近い心的プロセスを表わしており、苦痛を伴うトラウマの影響を内的な豊かさに変える能力に関する意味だと考える者もいる【65】。さらにはまた、すでに述べた二つの定義の意味をまったく欠いたまま、レジリエンスを幸福になれる鍵概念とみなす者もいれば【90】、自分自身や他人に敬意を払って同情できる人に対してのみ「レジリエント」とみなす者もいる【71】。レジリエンスとは、一つのサンプルにすぎないという意見もある。たとえば、二〇〇六年の「三歳児のための『操行ゼロ』をやめよ Pas de 0 de conduite pour les enfants de 3 ans」〔0 de conduite は「日曜の外出禁止」を意味するジャン・ヴィゴ（Jean Vigo）監督による全寮制中学生たちの学校規則に対する反抗を描いた短篇映画。邦題は『新学期操行ゼロ』〕という集団運動《コレクティフ》では、レジリエンスについて、誰もがいつの時点でも可能な「心的・脳的柔軟性（しなやかさ）」になぞらえられた。

レジリエンスの定義を、さらに列挙することもできる。二〇〇〇年代半ば頃には、この言葉に込められた意味合いが非常に多彩になってしまったために、研究者のなかには、「偽物」と一線を画するべく、自分たちこそ「本物のレジリエンス」、「真のレジリエンス」について語っていることを明確化しようとする者も現われた。実のところ、この言葉は、色々な思考を次々と並べたて、各思考の必要性や制約に応じて迎合させていった結果である。それはイデオロギーとは言わないまでも、我々が今日問題としているような、ちょっとした「がらくた入れ fourre-tout」といった概念の集合体である。その一面を、各時代ごとに特別視してきたのだ。単数形の「レジリエンス la résilience」とするよりも、いわば複数形で「諸レジリエンス des résiliences」と呼んだほうがよいほど、この言葉にはたくさんの意味が含まれている。そうであっても、この言葉に課されているのは、特異な固有の意味合いである。そうなったのも、まったくの偶然ではないことをこれからみていこう。「ただ一つの」レジリエンスが存在するはず、という考え方そのものが、この言葉が成功した理由の一つである。

ここで、まずは言葉の歴史について理解することから始めよう。なぜなら、レジリエンスという言葉には、取り上げる視点によって、一つの、いやむしろ複数の歴史があるからだ。我々は、その一つを簡潔に取り上げることにしよう。それ以外の歴史の取り上げ方もおそらく可能であろうが、この主題についての英米圏の研究や著述は実にたくさんある。それに加えて、この言葉の生みの親ともいうべき著者たちのなかには、E・ジェームズ・アンソニー（E. J. Anthony）のように途中で見解を変えてしまった専門家もいれば、マイケル・ラター（Michael Rutter）のように、この領域に本質的な貢献をもたらしておきながら、その後、この分野ですすめていくことを完全に放棄した研究者もいる。

II　アメリカにおける前史

「レジリエンス」という言葉の科学的な使用は、アメリカにおいて一九五〇年代よりみられるようになった。だが、それ以前にも長い伝統がある。とりわけ、十九世紀にアルジェ（Alger）という筆名で成功を収めた作家による一連の小説で記されていた【44】。この著者の作品は、主人公——青年期の大半を孤児として育った少年である——が、経済的、心理、人間関係上で困難な条件のなか、己自身しか頼るものなく自らの途をすすんでゆく、という内容だ。つまりは、すべては個人主義や社会的成功とつながった、現代のアメリカ映画が幾度も再現しているようなストーリー手法である。

こうしたイデオロギーは、研究者によっては集合的レジリエンスよりも個人的レジリエンスを優先したこと、もっと言えば他の人間よりもある種の人間を優先することを正当化する誘惑にかられて、この言葉を用いてきたことを説明しているのではないか？　いずれにせよ、レジリエンスという言葉が肉体的な強靭さを表わすのに取り入れられ、衝撃を受けた後に当初の形態を取り戻すための肉体的特性や機能を意味するようになると、この混同は、よりいっそう危ういものとなった。そんなふうにスムーズに乗り越えられる道のりならば、「レジリエント」とは、トラウマ的な経験を受けた後でも何ら崩れる徴候を示すことなく進み続けて、その後も、まるで何事もなかったかのように、あらゆる困難を克服できる人たちと考えられるようになった。研究者にとっては無論のこと、こうした考え方は馬鹿げたものである。だが興味深いことに、研究者が実際に書いたものを読むと、他人の研究では非難していながらも、別の時期には非難した当人自身が改めて同じ過ちを犯してしまっていることがわかる。

III　レジリエンス研究の創始者たち——防御因子という疫学

レジリエンスに注がれた初期の科学的研究は、主に発達精神病理学の展望のなかに位置づけられる記述的概念を生みだしてきた。これらの研究では、疫学調査を拠り所として、「行動主義的能力《コンペタンス》」や「適応主義的戦略」が強調されてきた。

アメリカの心理学者エミー・ヴェルナー（Emmy Werner）は、しばしばレジリエンスの「母」として紹介される。一九五五年頃から、ヴェルナーは、ハワイ近郊の島の六九八名の子どもたちが、出生から成人になるまでを追跡調査した。各々について、出生前と周産期に生じたストレスを同定し、それから身体的、知的、心理社会的な発達を追って観察した。このようにして、そのうちハイリスク因子——そのために「脆弱である」と識別できたのだが——を示す二〇一名の子どもについて、約三分の一（正確にいうと七二名）が良好に発達していったと示すことができた。彼らは小児期や思春期を通じて、何ら学習障害や適応困難をも呈することはなかった。つまり幸福で（社会に）溶け込んだ若者として描写できたのである。良好に成長した彼（女）らを指し示すのに、エミー・ヴェルナーは「レジリエンス」という言葉を用いた。加えて、リスク因子が個々に対して、人生の色々な時期に応じて同じインパクトを及ぼすとは限らないことも示した。たとえば十歳以前までは、男子は女子よりも脆弱である。同じ困難に直面しても、男子はより身体的、情緒的な障害を発展させるリスクを背負い、まったく不適合的な行動に至らしめることがある。その反対に、十歳を過ぎると精神病理を発展させるリスクがより高まるのは女子の方である。

レジリエンスには「母」がいるが、また「父」もいる。いやむしろ、「父」は二人いるのだ。英米国のマイケル・ラターとノーマン・ガルムジーの二人は、しばしばエミー・ヴェルナーと同等の肩書で称される。

マイケル・ラターは、一九七〇年代より、リスク因子の影響と拮抗しうる防御因子を識別すべく研究していた。数年にわたり、ワイト島に住む十歳の子どもを対象とした精神障害の出現頻度に関する調査を実現した。ラターによれば、その調査研究から、以下六つの家族リスク因子を識別することができた。それらは、一、両親の不和／二、低い社会階級／三、大家族／四、父親の犯罪歴／五、母親の精神障害の既往／六、子どもの施設預け入れ（里親）、という六因子である。ラターは、一つのリスク因子が存在するだけでは精神障害を発症する確率は増大しないが、二つのリスク因子が併存すると発症確率は四倍に増えることを示した。さらに、リスク因子が付随して四つも並立すると、精神障害の発症リスクが十倍に増すとした。ただそうであっても、その確率は決して自動的かつ必然的なものではない。実際、こうしたリスク因子と並行して「防御因子」が存在する。

マイケル・ラターはその後、防御因子が効果的に働くためには四つの特徴を加えなければならないことを示した【76】。その特徴とは、一、リスクの影響を減らす／二、ネガティブな連鎖反応の確率を減じる／三、自尊心および固有の能力《コンペタンス》の感覚の強化／四、ポジティブな機会をもたらす、の四つである。

先駆者であるラターはついに、レジリエンスは生後数年間だけに構築されるものではなく、生涯を通じて習得されることを示した。このことは、一つの重要な研究的貢献であった。それは今日のレジリエンスの通念となっている。だが、これはあまりにもメディア化されて流布している。

ノーマン・ガルムジーに関しては、両親が統合失調症を患う家庭のなかで生育した子どもの成長についての研究が行なわれてきた。ガルムジーは、統合失調症に罹患した親が片方にいると、その子どもに同じく罹患するリスクが高まるとしても、対象となる子どものうち九割は十分な均衡を保って成長することを示した。彼の研究はしたがって、レジリエンスのメカニズムを明らかにする道を開くことになった。ガルムジーはそれに加えて、発症率の高い子どもを防御しうる諸因子を同定しようと試みた。ガルムジーにとって、防御因子とは以下三つのクラスに分類される。それは、一、子どもに焦点を当てた因子／二、家族的布置に関連した因子／三、社会環境因子である。何らかの障壁に直面すると、人はその状況を判断して、これら三つの連続した防御因子を通じて構成された適応的方略《ストラテジー》を講じるのである。

Ⅳ　パーソナリティ（人格）と環境の役割

前述した先行研究などと並行して、一九五〇年代にジャンヌとジャック・ブロック夫妻（Jeanne et Jack Block）は、エゴ（自我）・レジリエンシー *Ego-Resiliency* という概念の定義づけに専心した。ブロック夫妻にとり、エゴ・レジリエンシーとは以下四つの主要構成要素に応じたパーソナリティ特徴で構成される。それは、一、幸福である可能性／二、生産的作業に参加できる能力／三、情緒的に良好な安心感／四、他人と満足のゆく関係を築ける能力である。

また別の研究（とりわけヴェルナーとスミスの研究【91】）などで導かれた知見でも、似たような事象が確認された。子どもの頃に早期リスクを被りながらも、均衡を保った大人に成長した者は、自律した感覚、十分な自尊心、肯定的な社会的定位力といった、いくつかの共通する特徴を呈していることが示されたのである。

こうしたパーソナリティ概念の諸側面からは、「テンペラメント（気質）」という古い概念が惹起されてきた。けれども、それは同じ意味を保持しながらも、「パーソナリティ（人格）」が「テンペラメント」という言葉で置き換わるわけではなかった。「テンペラメント」は実際、パーソナリティの器質病因論的な概念と関連する。それは心的生活を、行動主義的さらには遺伝的、生物学的な諸変数へと還元する。反対に、「パーソナリティ」は、主観的評価や判断によって定義づけられる。つまりは、人生に意味を与えられて幸福かつ充足している可能性が、パーソナリティの一部を形成する。それはまた、自分のことを受け入れ、かつ、周りの近しい人たちのことも受け入れられるような、自己または他者についての現実主義的な知覚である。アメリカの精神医学者E・ジェームズ・アンソニーもまた、一九七〇年代に、リスク因子に拮抗するものを調べ、その影響力の相対化を目的とした研究を実施してきた。彼の行なった研究では、個々のパーソナリティは同じ侵害に対する反応において本質的な役割を果たす、という考えが展開された。子どもの専門家たちのなかでも、とりわけアンソニーの実施した研究の成功は、確かに彼が着想して一般に普及させた、「三体の人形」というメタファー(隠喩)の力に負うところが多い。それは、一体目の人形はガラス製、二体目は鋼鉄製、三体目はプラスチック製、というものである。同じハンマーの一撃を加えると、ガラス製の人形は即座に砕け散る。鋼鉄製の人形はまったく壊れないが、プラスチック製の人形には決して消えない傷がつく、とする。それと同様に、アンソニーはトラウマに対しても「絶対的レジスタンス(抵抗力)」を呈する子どもがいる、と提唱したのであった。

だが、一つの複雑な現実について把握しているかにみえる、いかなる隠喩と同様、アンソニーの提唱した隠喩にも明らかに誤りがみられた。後年になって、アンソニー自身が、この隠喩と概念を批判した。同じ人でも、ある種のトラウマに対しては強い抵抗力を示し、別のトラウマには非常に脆弱である。それだけでなく、同じトラウマであっても、環境がその人に提供するリソース(資源)に応じて脆弱性の度合いはさまざまに異なる。だが、巧みに作られたあらゆる隠喩と同様、アンソニーの隠喩もまた、人々の想像力を非常に強く喚起させて記憶に残るものであった。依然として数多くの出版物に、その痕跡をみることができる。無意識とは、そもそも合理的な論証よりもイメージを好むものである。

ジュリアス・シーガル(Julius Segal)は、彼が「ヒューマン・レジリエンスの根源」と呼びならわしたものに関心をよせた【77】。シーガルは、その人自身、またはその周囲の人を育てて伸ばす五つの方法を提唱した。その方法とは、一、コミュニケーションの向上／二、率先して対人関係を主導する／三、罪悪感に屈しない／四、体験してきたことに意味を与える／五、似たような体験を経てきた人たちとのつながりを築く、の五つである。シーガルのアプローチでは、環境がトラウマに対する抵抗としての可能性の中心に据えられている。

V　レジリエンスとアタッチメント（愛着）の質

アタッチメント（愛着）研究は、レジリエンスを理解するうえで、きわめて大きな寄与をしている。すべてはロンドン大空襲「ザ・ブリッツ」〔第二次大戦時のナチスドイツによる空襲〕から始まった。当時、まだ若き精神分析家であったジョン・ボウルビィ（John Bowlby）は、ドイツ空軍の爆撃を被った地域から、子どもたちを集団疎開、避難させる活動に参加していた。ボウルビィは、こうして移住させられた子どもたちが、後年になってしばしば感情的関係のなかで冷淡さを表出し、それが良好な知的発達と相反することに気づいた。彼はまた、子どもたちが被った分離 séparation の頻度や重大性についても言及した。子どもたちは、そうした体験による環境のなかで、信頼感の確立が妨げられていると結論づけたのである。とくに、子どもの内的な安心感がそこで被害を被ると、子どもの行動に、そうした不安全感がみられる。また、少し後になるが、ハリー・G・ハーロウ（Harry G. Harlow）によって実施された動物行動学研究では、母親を剝奪された幼いアカゲザルが、栄養を与えることはできても感覚的接触を提供できない「哺乳瓶の母」よりも、栄養を与えることができなくとも身体をすりよせられる代理の「毛皮を着た母」の方を好むことが明示された。それに続く数多くの研究では、動物界における原初的アタッチメントの重要性と、「心の安全基地」と呼ばれてきたものを構築するうえでの、その機能が認証されていった。この着想は、すでに二十世紀初頭に、精神分析家イムレ・ヘルマン（Imre Hermann）によって展開されていたのであったが、そうしたすべての影響について改めて探究したのがボウルビィであった。

したがって、ボウルビィにとってアタッチメントのつながりとは遺伝的に決定されたものであり、授乳や性によって左右されない。換言すれば、アタッチメントとは人間にとっても動物にとっても一次的本能である。そして、そうした理由から、アタッチメントはフロイトが規定したような性欲動によるさまざまな表出の満足、充足感には属さない。したがって心的発達は、新生児の能力のなかに周囲の近しい成人との安心感を与える一つの関係様式を構成することができる。このおかげで、新生児は母親から徐々に離れることできる。また、いつでも確実に、必要とされる安心感や感情をその周囲に見いだしながら世の中を探索することが可能となる。実際、子どもが離れるときには、親が過度に不安にならずに子どもの探索を助長することが必要となる。それはまるで、子どもが「ねえ、こっちをみて、てつだって、あそんで！」と語っているかのように物事が進むのだ。まさにこの対価を払って、子どもは探索的行動を展開することができる。その行動は、子ども自身に喪失不安や見捨てられるという不安、不測の事態への不安などを惹起しながらも、親を不安にさせるという印象を与えることはない。だが探索する子どもには、いつでも親のもとへと戻れることも必要である。親は子どもを保護し、励まし元気づける。また、子どもを楽しませ、子どもの探索と関連した新たな感覚や知覚を構成できるようにする。

こうしたアタッチメント研究によって、幼い子どものなかに構成される「心の安全基地」という考えが展開されていった。それが備われば、子どもは後にトラウマに向き合えるようになる。そうして、トラウマを乗り越え、適応していく可能性を高めることができるのである。

VI　感覚の生成

ボウルビィにとって、幼い子どもが生き残るうえで本質的な役割を果たしてきたのはアタッチメントの質《クオリテイ》であった。その一方、近年の研究の進展によれば、むしろ両親や周りの近親者らに支援されながら、日常生活に意味を与えられる感性（感受性）や可能性が強調されている。この内在化された質については、アントノフスキー（Antonovsky）がその後「コヒーレンス感覚 *sense of coherence*」と呼んだ概念の端緒となった【5】。これは、「一貫性（まとまり）のある感覚」と読みかえることができよう。なかでも重要な側面の一つは、「有意味性 significabilité（*meaningfulness*）」と我々が呼びならわすことができる。有意味性とは、ある人が状況に合わせて見いだす意味のことを指す。その状況は、その人固有の人生に付与された人生全体の意味合いと関連している。この点において、アントノフスキーの研究は、意味を与えられる能力がストレスに適応する過程《プロセス》に影響を与えると規定したヴィクトール・フランクル（Victor Frankl）の研究【30】とつながる。一つの出来事に意味を与えるためには、出来事からいくらか距離をおいて、その出来事に言葉を添える必要がある。フランクルの著書から引用すると、「人間は、自らの苦しみに意味を与えることができれば、それを超越することができる」【30】。この能力は、非常にストレス負荷の強い状況のときに心的侵入感と関連した構造的喪失や破綻を予防する上で役立つはずである。この能力はまた、ローラン・カーン（Roland Cahn）のように、精神分析家が提唱する「主体化 subjectivation」概念ともつながっている【14】。

ピーター・フォナギー（Peter Fonagy）は、数十年来、独自の立場から認知科学とアタッチメント理論、遺伝学と精神分析学との統合を実現させようと試みている。フォナギーによれば、遺伝学者の誤謬は、遺伝子が発現するうえで身体・生理的環境にあまりに多くの余地を与えすぎたことにあったという。フォナギーはここで、メンタライゼーション *mentalization* という心的作業を想定する。つまりは、ある環境に適応しようとすべく、その環境に意味を与える能力のことであるが、それが各人の遺伝子プールとその発現が相互作用するうえでの要であると考えている【29】。

実際に、アタッチメント体験の質が、その人の生理的調節や神経学的構造の発達のみならず、自己や他人の情動を正しく解釈できる能力をも増進させることが立証されている。それは結果的に、心理・生理学的にトラウマに直面する際の最も大きな能力となる。加えて、この過程《プロセス》はアタッチメントや成功したメンタライゼーションの新たな経験による影響下で永続的に改変、修正されていくものである。

こうした研究は、大変重要かつ本質的なものだ。ただし問題は、「メンタライゼーション」という用語についてである。この言葉は、おそらくピーター・フォナギーが、認知科学者と精神分析家の双方に受け入れられやすいように選択したのであろう。私見では、「象徴化 symbolisation」という言葉のほうが妥当と思われる。実際に象徴化という言葉であると、人間における「メンタライゼーション」とは、一つの「象徴的操作 **opération symbolique**」のことを指す【1】。それは、言葉や感情、動作機能、心的イメージなどが同時に関与していることを想起させるからだ【86】【89】。

その後もいくつかの研究から、トラウマに抵抗する能力とアタッチメントの現行の関連性が認証されていった。まずはじめに、アタッチメントは母親と子どもとの間の情緒的調和において、とりわけストレスを受けた場合の調整弁として重要な役割を果たす。また、心身の均衡を保つうえでの鍵となる要素でもある。安全保障型のアタッチメントを備えた子どもは、分離の際に最も嫌がるものの、最もストレスを受けにくい。無関心な雰囲気をもった回避型の子どもは、その反対に高レベルのストレスを示す。そして最後に、解体（無秩序）型の表出をする子どもが、最もストレスを受けているとわかった【80】。

そのうえ、成人のアタッチメント・スタイルは、治療同盟の確立や治療遵守にとって不可欠に思われる【26】。安全保障型のアタッチメントを備えた患者は、援助者が多くのものをもたらしてくれると考え、援助者に信頼を寄せる。その反対に、臆病で「不安型の」アタッチメントを備えた患者は、一般に援助者に対して不信感を示し、きわめて困窮した状況下でしか援助を求めようとしない。

こうした流れのもとに、英米圏の著者たちは、ケアギバー *care givers*〔介護者〕あるいはケアテイカー *care takers*〔世話役〕を非常に重視している。これはカナダの人たちであれば「助言者《メンター》 **mentors**」と呼ぶであろうし、フランス語表現に訳すと「発達の導き手 **tuteurs de développement**」または「レジリエンスの導き手 **tuteurs de la résilience**」となる【18】。つまりは治療やケアの専門家ではないが、教師や教育家、家族メンバーなどで、安全なアタッチメントを保証でき、脆い状況にある者の自尊心を補強し、人生における新たな出来事に対して意味を与える手助けのできる者のことを指す。

良き「発達の導き手」であるための条件は、専門家によってさまざまに見解が異なる。少なくとも、第一に求められるのはアタッチメントの質で、さらには「愛情」である。他方で、このアタッチメントによって動かされる心的プロセスを強調する専門家もいる。それは脆い人にとって、自分自身や他人の表象を思考し感じとり、創出できるようになることである。それはまた、表象や感情について、共有されたものと個人的なものとを識別できることでもある。いずれ、こうした者たちはつながりを創出したり中断したりできる。そしてまた、心の内での自己との対話や、他人との交流においても、その人自身の表象に到達できるはずである。

Ⅶ　適応能力モデル

アタッチメント理論と並行して、トラウマに抵抗して「跳ね返す」能力についてのもう一つのモデルは、認知行動療法的アプローチを通じて発展した。この流れを汲んだ治療者や理論家たちは、心は「ブラックボックス」であり、その中身について知ることは不可能であると考えた。そして認知プロセスや、今日においては感情面に関心を持つよりも、まずは行動面について研究した。認知行動療法家たちは、「トラウマ」についてよりも、影響が測定可能なストレスやストレスフルな状況について考察する。ストレスやその影響は、日常生活に関する質問紙を通じて調べられる。そうしたストレス研究によると、強いストレスにさらされた患者（主体）はみな、二種類の相補的（補完的）方略に頼ろうとする。一つは状況や問題点や危険性を分析する方略、もう一つは状況を切り抜けるために可能な手段を調べる方略である【54】。適応を目的とする後者の方略は、対処行動《コーピング》という用語で表わされる。コーピングの方略は、認知科学者らによって発展したレジリエンスを構想する中心的概念である。専門家らは、問題解決に焦点を当てたコーピングと、感情に焦点を当てたコーピングとを区別する。前者はストレスの源を減じるのに対し、後者は状況に関連した感情的苦境を切り抜けることを目的としたコーピングである。この研究アプローチだと、つまり「レジリエンス」とは適応する形で機能する能力、そして人生におけるさまざまなストレスに直面しても有能《コンペタント》であるとして定義される。この流れで、ジェームズ・パターソン（James Patterson）は、レジリエンスという言葉の使用を、あらゆるストレス状況にあっても適応的な応答をみつけられる能力全体に拡張するよう提案している【69】。それは、食べることを嫌がる子どもに向き合う親だとか、自家用車の鍵を失くしてしまった大人といった、どんなささいなストレスであっても該当する。だが、こうした行き過ぎた言葉の意味の拡張が、その後も続くことはなかった。

今日、認知行動療法の学派は、誰もが自らのレジリエンスを強化できる方法を見つけだすことに取り組んでいる。こうした研究は、「エンパワメント *empowerment*」、言い換えると各人の自分自身での引き受け方として位置づけられる。レジリエンスに関与するいくつかの要素は、性格や社会環境、貧困や病気といったように、修正がひどく困難なことが多い。その反対に、誰もが自らのレジリエンスを高めるために、思考や行動面でトレーニングできる。実際に、我々が自らに課す行動という側面から脳血流領域を活性化させれば、それに該当する神経回路網がいっそう強化されることが明らかにされている。換言すれば、トラウマやストレスへの適応を促す精神的・肉体的な習慣を導入したり展開させることで、誰もがレジリエンスのレベルを高めることができるということだ。

レジリエンスを強化するために最も広く知られた方法として、たとえば以下のようなものがある。ストレスやトラウマに効果的に立ち向かうために、悲しみや恐怖といった感情の調節を学習する。肯定的《ポジティブ》かつ現実的な考え方を取り入れる（これは認知的再評価の再構成などと呼ばれる訓練である）。身体・生理的条件を改善する（運動やエクササイズは不安や抑うつ症状を軽減させ、かつ注意や計画性や決断力、記憶機能を改善させる）。挑戦《チャレンジ》を受け入れたり、さらに漸進的なやり方で、段階的にレベルが増加してゆくストレスに対処すべく徐々に学習していこうと自らに課すこと。その際には、回復期間を準備しておくこと（この方略は「ストレスに対する予防接種」と呼ばれ、身体的、情緒的および認知的レジリエンスの強化が可能となる)。強固な社会的ネットワークを保持する(他人の支援が強力であればあるほど、自分についての自信が増して、逆境に対する「セーフティ・ネット」を構成できる)。そして自分の周りに困難をスムーズに乗り越えられている人を見つけだせば、その人が家族でも同僚でも、または歴史上やフィクションの世界の人物であろうと、自身が困難に対処する際への着想を得ることができるだろう【59】。こうした方略には、ストレスを減らせるものもあれば、個人的な成長へとつながるものもある。

概して、認知行動療法はレジリエンスを高めるために、二種類の方略をよりいっそうすすめている。その二つとは、認知的再評価とマインドフルネス *mindfulness* である。前者は、個人が不快な出来事の意味を再解釈し、さほど否定的でない見地から考え直せる(再構成)ようにする。治療者は患者に対して、自分の思考や行動を観察できるような学習の援助をする。そして、いくつかのストレス刺激に対する否定的なアプローチを問題として取り上げ、より現実的で肯定的に検討していけるように支援するのだ。マインドフルネスに関しては、過去をくよくよ思い返したり、将来について不安に感じたりするよりも、現在という瞬間を十全に生きていくことを学ぶ。マインドフルの実践は、精神集中する能力を高める。また、より柔軟な考え方や情緒的な大いなる幸福感、うつ病やストレスに直面するうえで最善の能力を引き出す方法に、患者がアクセスできるようにする。これら二つの実践は、脳画像研究によっても実証されている。認知的再評価やマインドフルネスの訓練は、左前頭前野皮質を賦活させ、それは肯定的《ポジティブ》な感情刺激や感情・感覚をより上手にコントロールできることと相関する。

Ⅷ　レジリエンスの神経生物学

我々の脳の驚くべき可塑性を示唆する新しい科学的発見が、ひっきりなしに報告されている。並行して、研究者たちは、誰もがストレスに対処したり、逆境に直面して回復する能力に関与する脳領域の神経回路や神経伝達物質の働きを、より深く理解し始めている。遺伝子は人生初期からレジリエンスの能力を促進したり、あるいはよりいっそう困難にさせることで、環境の影響と相互作用して脳回路を形成する。そして長い人生を通じて、環境の相互作用や学習によって、次々と脳神経回路に修正が加えられていく。肯定的《ポジティブ》な感情を生きて、社会関係を調整することがレジリエンスを向上させる強力な切り札となる。それならば、何よりもまず、前述した機能をつかさどる神経回路を通じて、恐怖や報酬系や感情調整を統制できるようになるはずだ。こうした神経回路には、いくつか共通する脳構造がみられる。たとえば扁桃体は恐怖を調整し、報酬系のなかでも重要な役割を果たしている。側坐核は、「報酬系の中心的センター」とも呼ばれ、社会性にも影響を与えている。そして最後に、内側前頭前皮質が、社会的・感情的な相互作用の調整に貢献している。こうした異なる脳構造が、相互的に連続している。それにより、たとえば、ある人にとって恐怖に向き合う能力は、困難な時期に価値を高める社会的経験を得たり、ストレスに直面しても楽天的でいられる能力につながる。左側前頭前皮質は、同様にレジリエンスにも関与している。レジリエンスが活性化すると、この領域が実際に扁桃体に抑制性シグナルを送って不安が緩和される。そうすることで、脳の前頭葉領域は、調整や計画性といった高次の作業に再びとりかかれるようになる。

最後に、こうしたさまざまな神経回路は、神経化学物質やホルモン分泌にも関係している。ニューロペプチドY〔脳内に存在する三十六個のアミノ酸からなる神経伝達物質〕は、不安や恐怖症状の治療作用にも関与する。重篤なストレスを被っている人の場合、ニューロペプチドY濃度が上昇すると、最良のパフォーマンスが行なえることが明らかに示された。その逆に、コルチゾールは主要なストレス・ホルモンで、とくに、うつ病と関連しているようであった。その側面で、ノルアドレナリンは我々が脅威に直面して応答する手助けをして、闘争か逃避かの態勢に入る準備をさせる。だが、十分なアドレナリン濃度であればうまく応答できても、アドレナリンが過剰に高濃度だと慢性的な不安を生じさせる危険性がある。要するに、ドーパミンやセロトニンのバランスは、我々が困難な瞬間にあってもポジティブでいられる手助けをしてくれている。

生理的運動に関していえば、運動はエンドルフィンや神経伝達物質（ドーパミンやセロトニン）濃度を高めることでレジリエンスを刺激する。それらの脳内物質は、抑うつ症状を軽減させる。それと同時に、運動はコルチゾール・ホルモンの放出を阻害することになる【81】。

Ⅸ　精神分析との照合

今日の精神分析家たちのなかには、自分がつねに「レジリエンスを実践して」いることを、驚きをもって発見する者がいる。それはいささか、ジュルダン氏〔モリエール『町人貴族』の主人公〕が、話をするたびに、「自分でも知らないうちにやってしまっていた」ように。確かに、誰かが困難を乗り越えるための支援をすることは、当人のレジリエンスを高める一つのやり方として理解できる。そして、精神分析家が、そのなかでつねに患者に配慮していると述べることも妥当なことではある。しかし、だからといって、レジリエンスと精神分析が、それぞれ根本的に異なる二つのパラダイムに準拠していることを忘れてはならない。前者は、測定可能な行動心理学の一環をなしており、後者は、特殊かつ専門的な相互の間-人間的な関係性の枠組み――それは転移や逆転移が重要な役割を果たす分析的治療cure analytiqueと呼ばれる――のなかで心的生活にアプローチする。人間が、自らの経験に関して内的・外的・中間的に同時作用する象徴化プロセスにアプローチできるのは、この関係性を通じてである。こうした象徴化プロセスは、自己と環境それぞれの部分がきわめて弁別しにくい領域に準拠している。

精神分析家は、レジリエンスの構築に大いに寄与することができる。すでに古典的な精神分析の概念――例を挙げるとウィニコット（Donald Winnicott）〔イギリスの小児科医、精神分析家〕の遊ぶ能力、ディディエ・アンジュー（Didier Anzieu）〔フランスの精神分析家。皮膚-自我などの概念化や、ロールシャッハ研究法などで知られる〕の心的被膜les enveloppes psychiquesといった概念の他に、「感情に距離を保つ」、「手放す」などといった記述心理学的概念の理解を深めることができる。あるいはまた、外的世界に向かう防衛と、内的世界に向かう防衛とをよりしっかり弁別できるように、それらの知識を活用することもできる。

ただそれでも、精神分析とレジリエンスとの言葉上の結びつきは、意味的な勘違いでちりばめられている。以下、精神分析家によって正確に定義づけられた、いくつかの用語の使われ方と、レジリエンスの信奉者たちが誤用しがちな点について確認していこう。

1　昇華

トラウマ後の「昇華」に言及することには、曖昧さが伴う。精神分析的視点からみると、昇華という言葉は、実際のところ受け入れがたい性的表象に対してのみ使用するのが妥当である。昇華では、性的表象が抑圧されるかわりに、顕在的には性的目標に向かわない課題、たとえば、社会的に価値のある芸術的創造だとか知的探求といった類いの活動へと変更されていく。したがって、先験的《ア・プリオリ》には、恥や憎悪といった用語と同じように、性的なものと何ら関係のないトラウマ後に体験した感情全体に言及するのは不向きである。

だが、トラウマ受傷に続いて「昇華」という言葉を応用する際に、最も重要となる問題はまた別のところにある。昇華とは、ある表象を——つまりフロイトにとっては一つの性的表象であるが——受け入れる体験に関する過程《プロセス》である。この過程は、最初の性的表象を、性的ではない別の表象へと置き換える。だが、主体がこの最初の表象を獲得しない限り、この過程は作動して軌道にのることはない。ところが、トラウマの場合に、しばしば欠けているのは、まさにこの最初の表象なのである。トラウマの生存者は、感覚的・感情的・運動的な表象を獲得するものの、しばしば彼らが体験したことについて言及するための言葉やイメージを持っていない。そのために、彼（女）たちは自傷または他害的な行動化（アクティング・アウト）や感覚を逃避させる嗜癖行動に脅かされるのである。

レジリエンスを説明するために用いられる「昇華」という言葉には、したがって、ただ観察可能な行動面だけが考慮に入れられている。つまり、厳密な規則を遵守したプロセスとする精神分析用語における「昇華」の正確な意味合いが抜け落ちていることがわかる。ソフィー・ド・ミジョラ＝メロール(Sophie de Mijolla-Mellor)の表現を借りると、それは「昇華というメタ心理学的概念への行動主義的な記述の延長」【65】である。つまり、レジリエンスの信奉者らによって「昇華」と表現されるような、みかけ上は適応的で社会的に満ち足りたすべての行為は、同じ言葉に精神分析家が込めている意味合いとは必ずしも合致しないのである。

2 攻撃者との同一化

ジャック・ルコント(Jacques Lecomte)は、精神分析家たちの「攻撃者への同一化」という概念の使用法を批判している。そのために、ルコントはこの概念について、「主体が無意識のうちに虐待する親の攻撃性を内在化して、それを子どもにさし向ける」【56】メカニズムと定義している。ここでの問題も、精神分析家たちが「攻撃者への同一化」を、さまざまな意味合いで定義づけている点である。精神分析家にとって、「攻撃者への同一化」とは、まずもって攻撃者の人物像の内在化にある。それは、犠牲者のパーソナリティの審級、とりわけその人の超自我の構築に関与する。シャーンドル・フェレンツィ(Sándor Ferenczi)〔ハンガリーの精神分析家。相互分析、積極的療法などで知られる〕は、当初からそのように定義づけていた。ただし、その後に続いて作られた定義が、状況に応じて変化しているのであるが。いったん主体の内部に攻撃者が根を下ろすと、三通りのケースが生じうる。第一のケースとして、主体が自分自身を攻撃するために、攻撃者に同一化しうる場合である。第二に、主体が犠牲者に同一化しながらも、新たな対話者が、その者が攻撃者となるように助長している場合。最後に、その者が他の主体を攻撃するために、その攻撃者に同一化しうる場合である。この最後に予測される事態については、それがどれほど目立ったものだとしても、事物の順序のなかで決して最初にくるものでもなければ、最も頻繁に生じるものでもない。しかも、フェレンツィによって導入されたこの表現は、長らく自己迫害的態度の存在を説明するために用いられてきた。いずれにせよ、この概念は、攻撃者への同一化過程を示すために配置された関係性の構造である。そういうわけで、親からの虐待歴のある者が大人になると、カップルあるいは子どもとの関係において、一方は無力な立場に服従し、他方は冷淡で暴君的になる関係性をしばしば築きがちとなる。しかも、こうした役割は、ときに容易に逆転するのである。

実際のところ、虐待を被った者は誰でも、攻撃者のイメージだけでなく自らの被害者としてのイメージを自身の内面にしまい込んでいる。結果的に、虐待を被った人は、状況に応じていずれかのイメージに同一化できるのだ。虐待を受けた子どもが、必ずしも自分の子どもを虐待する大人になるわけではないが、逆に暴君的な子どもの犠牲となることすらある。そして、その親がもしも攻撃者に変貌するならば、それはしばしば、彼（女）らが耐えきれない子どもの訴えをだまらせようとする必死の欲望に突き動かされてのことである。なぜなら、そうした子どもの不満や訴えは、親自身が虐待を受けていた子どもの頃に押しやった記憶を想起させるからだ。子どもと向き合うと虐待してしまうような、自らも子ども時代に虐待されてきた母親は、しばしばそのことを語る。母親が理解できない理由によって、子どもがぐずったり、泣きわめいたりすると（赤ん坊では頻繁にみられることであるが）母親は、泣きわめく子どもに過度に同一化してしまう。これは、子どもとの間のそうした苦痛と、母親自身の抱える苦痛とが、とても耐えられない形で共鳴してしまうためである。こうして、母親は自分の子どもの訴えをもはや聞き入れなくても済むように、子どもに、よりいっそう、手ひどく――ときには意識を失わせるほどまで――虐待してしまう危険を冒すことになる。

しまいには、ある人のパーソナリティにしまわれていた異質の身体が、さらにもう一つ別の弊害を生みだすこととなる。かつて虐待を受けた経験者なら誰でも、自身の苦痛と融合して、その苦痛が生きる理由の秘訣となる危険を冒す【85】。それは必ずしも本人の現実面での良好な適応や、職業的・社会的な成功を妨げるものではない。ただ、その人の周りの近しい者たちが、その見せかけの外観の代償を背負いこむことになるのだ。

このように、「攻撃者への同一化」とは、しばしば戯画化されて説明されるよりもずっと複雑かつ多彩な概念であることがわかる。確かに、アンナ・フロイト（Anna Freud）がこの概念を再び取り上げたとき【32】、かつて被害者であった人が、今度は攻撃者として振る舞うようになる事象をもっぱら重視していたのは事実である。だが問題となるのは、その限定的な解釈である。「攻撃者への同一化」という概念が用いられるたびに、その元になった本来の意味について問い返してみることが肝要であろう。

3　愛他性（altruisme）

アンナ・フロイトは、自我の防衛機制の論述に没頭した時期、愛他性についても関心を持つようになった。彼女は精神分析家として、その関心に取り組んだ。つまり、愛他性という行動の際に作動する心的機制について気にかけていたということだ。アンナ・フロイトにとって、愛他性とは人の固有の欲望が別の人に投影されることであり、彼女はそれを「欲動の愛他的譲渡」【32】と定義づけた。「愛他性」を態度で示す者は、しばしば自分自身が人から与えてほしいと願うものを、他人に与えるのである。極端な話、「愛他主義者」は近しい人に対して、その人が望んでもいないものを与えたがり、待ち望まれているものを拒絶することさえあるだろう。アンナ・フロイトは、この方向でさらに論を進めていった。ついには愛他主義者が、誰も望んでもいないのに疎外されていると当人が勝手に考えた人々を救済するために、殺人者に変貌することもありうると述べるに至った。我々は、こうした定義から、何の罪のない者を殺す狂信者の行動を思い浮かべることだろう。こうした考えには、最近になって、一つの例証が見いだされよう。それは、自らテロリストとなることで自己を再構築するような、トラウマによってひどい目に遭わされた人格《パーソナリティ》の存在である。

しかし、レジリエンスの信奉者が「愛他性」について語るとき、それはまったく違った観点からである。彼らの表現によれば、愛他性は他者に関心を抱く性向となる。それは人によっては「誰かに幸福を与えることで、自分が愛されることを許される」であったり、さらには「他人を幸せにすることで自分を喜ばせる」ことである（【58】のなかで引用されたボリス・シリュルニク B. Cyrulnik の論文中の表現）。他の表現と同じく、この定義もまた至極真っ当なものではある。だがそれでも、アンナ・フロイトと彼女の防衛機制に関する定義の連続性のなかでの位置づけを主張することはできない。思い返せば、アンナ・フロイトにとって愛他性とは、誰に対しても「幸福を与える」ことではない。それは、自分の周りに不幸が引き起こされる危険を冒してでも、自分に期待されるものを他人に度を越してまで与えようとすることを指すのである。

要するに、他人に対して良かれ（と思っている）という弁明のもと、「愛他的」関わりは、自らを傷つける欲望と一致することになる。ひどく苦しんでいるとき、不幸であることは実際に、我々がみてきたように、しばしば「正常」と判断される状態である。不幸な状態は、今まで決して慣れたことのない幸福よりも、はるかにずっと耐えられやすい【6】。我々を苦しませるものには、率直に言って心から繋ぎとめられるものだ。なぜならそれは、単純に我々を苦しめるのだから。そしてまた、不幸は幸福よりもずっと効果的に活動に駆り立てる。自分に不可能な務めを課すこと――とりわけ愛他的な務め――は、過去の苦痛にいまだ忠実でいられる、一つの方法である。そうすることにより、自由選択した不幸という悦楽を味わいつつ、無力のまま長期にわたり不幸であったことから慰められるのである。

要するに、人生でトラウマを受けて「愛他的」になった者たちは、他人をよく気づかう行動という意味では、必ずしも「他人を幸せにする幸福」によって突き動かされているわけではない。トラウマを受けた者たちは、ときにアンナ・フロイトが我々に語ったような「欲動の譲渡」によって駆り立てられていることがある。あるいは、不可能な務めを自らに課して、ただ不幸になることだけを追い求めていることさえあるのだ。こうした三通りの状況が可能であり、これらは、ときに同一人物のなかに併存することもある。我々が「レジリエンス」という言葉を使用することは、残念ながら愛他主義の複雑性を覆い隠してしまうことにもなる。

この短い概観から、どのような結論が導かれるだろうか? まず第一に、「レジリエンス」という言葉の定義をめぐる相違は、決して均一なものではないということだ。その相違は、拠って立つ考え、もっと言えばイデオロギーがさまざまに異なるレジリエンスの推進者たちを対立させることになる。そういうわけで、レジリエンスという語を、何にでも使える万能用語ではないと考えてみよう。それに代わる、おそらく最良の方法は、レジリエンスを大きな道具箱のようなものと考えることであろう。その道具箱のなかに、誰もが自分のものを持ち寄ることができる。その際に重要なことは、この道具箱のモデルが厳密なものではなく操作的であるということだ。したがって、レジリエンスの推進者たちに、互いに持ち寄るものの一貫性の追求を断念させることもできよう。ただこれには、各々がそれぞれ何について語っているかを、つねに正確に理解しておくという条件が必要となるだろうが。残念ながら、それはいつも容易なこととは限らない。というのも、レジリエンスという言葉を用いる際に、たとえば観察可能な行動であったり、意識下の心的過程についての仮説や、パーソナリティ特性などと表現されたトランプのカードが切られることで、いわばその場がごちゃまぜになるからである。

第二章　家族、学校、地域——レジリエンスを通じて

アメリカの研究者のなかには、我々の行動全体が、遺伝的に決定された生物学的な装備一式の絶対的な影響下にあるという意見に与する者もいる。極論すれば、少なくとも行動上の方略という観点からみると、こうした方略の適応は明らかに環境がもたらす諸機会に依拠しているとはいえ、すべては出生前から固定されているとみなされる。しかし、この決定論的学説は、我々の神経ニューロン装置が、それ自体、環境からの要請にかなりの程度で反応することを示唆する数多くの研究知見に直面するなかで、だんだん保持することが困難となってきている。そういうわけで、今日の研究ではむしろ、レジリエンス因子の多因性を考慮に入れつつ、それらの知見と古典的なリスク因子研究とをよりいっそう架橋する試みがなされている。

I　レジリエンス因子

主体のレジリエンス能力は、いかなる状況でも、遺伝配列、認知、行動的な内的因子および環境因子と関連している。そのことは、大部分の研究者が認めていることである。それは結果的に、同じ主体でも、レジリエンス能力はその時々の状況や環境、生活上の試行や体験によって色々と異なってくる。だが、それはまた結果的に、個々の日常の環境を構成するさまざまな領野が強力に寄与しうるということでもある。

1　内的（内因性）リソースと外的（外因性）保護因子

マスターン（Masten）とコーストワース（Coastworth）は、いかなることが生じても十分に安心感が得られ、対人関係上の良好な能力と情緒的な支えがあることに寄与する保護因子として、以下の三つのカテゴリーに分類した【62】。

個人の内的リソース。これは知的能力（高いＩＱ、計画を立てたり問題解決する能力）、または自尊心（自愛心、「肯定的ビジョン」）、自己への信頼など）のことを指す。対人関係コンペタンス、安全保障感と関連する気さくな気質、信念システムの存在（教義や倫理）、そして最後に自分の使える防衛機制（否認、分裂、昇華、知性化、ユーモアなど）を適切なやり方で利用できる能力のことである。

家族の保護的因子。これは「良い躾《しつけ》（教育）」のことを指す。または、構造化されて支持的な能力を備えた両親との温かい関係性の存在。あるいは両親と仲良く暮らしていること。広義の家族における他メンバーに由来する支持的関係。発育上の導き手との近しい関係性などである。

社会や文化に関連する家庭外の保護的因子。これは家庭外の大人（たとえば、友人や同輩、治療者、隣人仲間、もちろん教師も含まれる）との良好な関係性のことを指す。さまざまな社会機構や組織に関係している。またはスクールや習い事に通って、そこで提供される授業がオープンで暖かいもので、さらに学業的成功を伴っている、などである。

2　マズローの「欲求階層（ピラミッド）」

心理学者のアブラハム・マズロー（Abraham Maslow）は、人間の欲求を五つの階層で分類することを提案した（1943）。マズローは当初、この階層モデルを使っていなかったが、その利便性から、のちに自ら重視するようになった。マズローの考えは、我々がある特定の段階において、実際には階層のすぐ

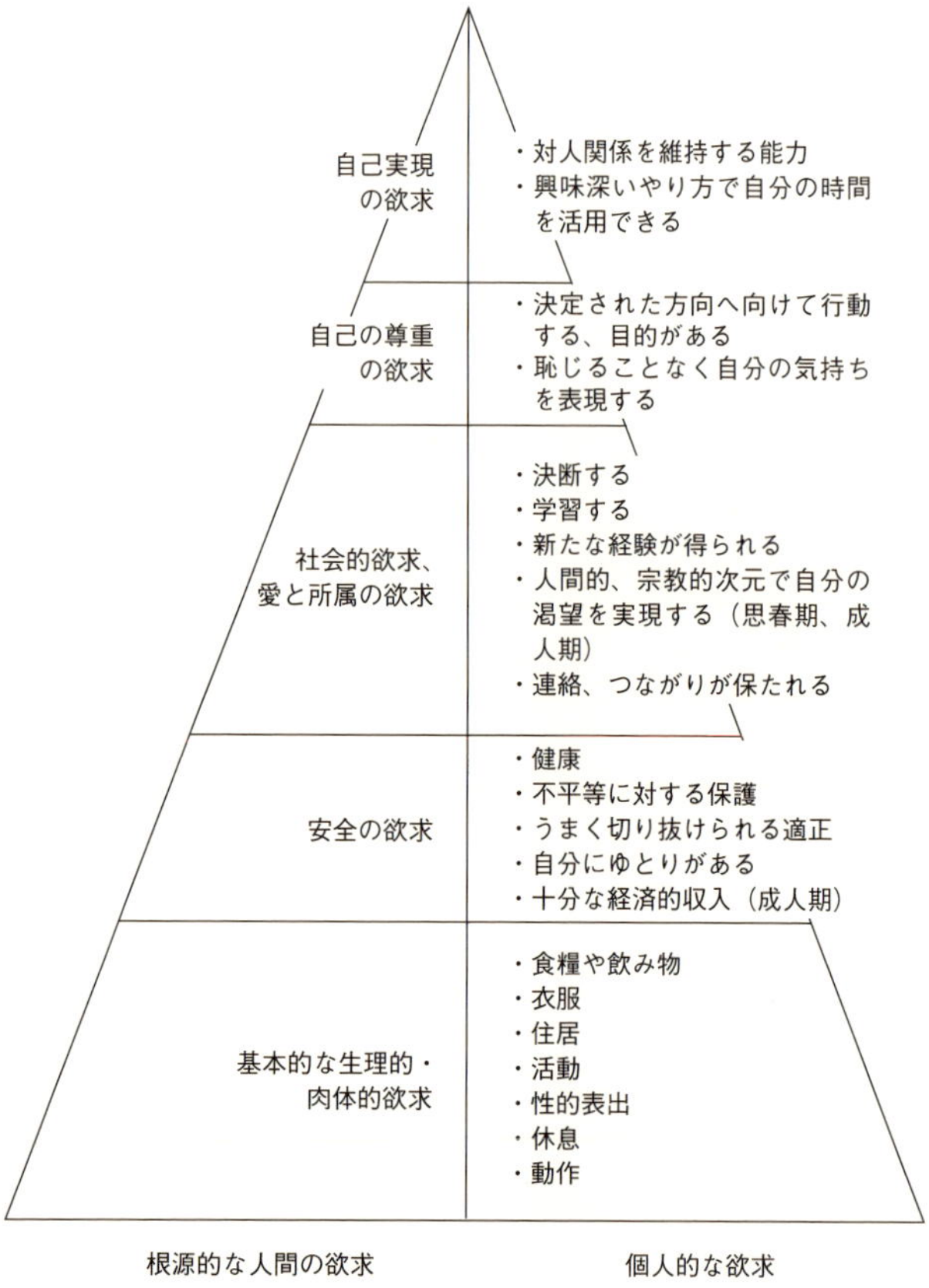

マズローの階層（ピラミッド）説

上の段階に位置する欲求について考えるよりも先に、その段階での欲求を満たそうと希求、いや、むしろ渇望しているとする。このマズローのモデルは、市場マーケティングにおいて、製品を消費者向けに位置づけるのに広く用いられてきた。それから後に、レジリエンスの信奉者たちによって保護的因子を系統化するうえで改めて取り上げられるようになった。

3　ラ・カシータ（小さな家）（S. Vanistendael, 1996）

このモデルは、スペイン語で「la *Casita*（小さな家）」と名づけられている。次ページに示したような形式で、レジリエンスのさまざまな構成要素の視覚化を促している。

まず「地盤」は、食べる、寝る、健康に気をつける、近しい者たちを養う、かつ保護できるといった、根源的欲求の充足によって構成される。

次に「基礎」は、周囲の家族のおかげで幼い頃から獲得された自己信頼感で構成される。この自己への信頼感のおかげで、その後の人生において強固で安定した関係性を確立することができ、自分がそのままでも受け入れられるという感覚が保障される。

「庭」は、広義の家族や友人、近しい者たちとともに確立される社会的接触で構成される。このネットワークは絶えず修正されて、帰属感、自尊心を補強する。庭という場がそうであるように、孤独と出

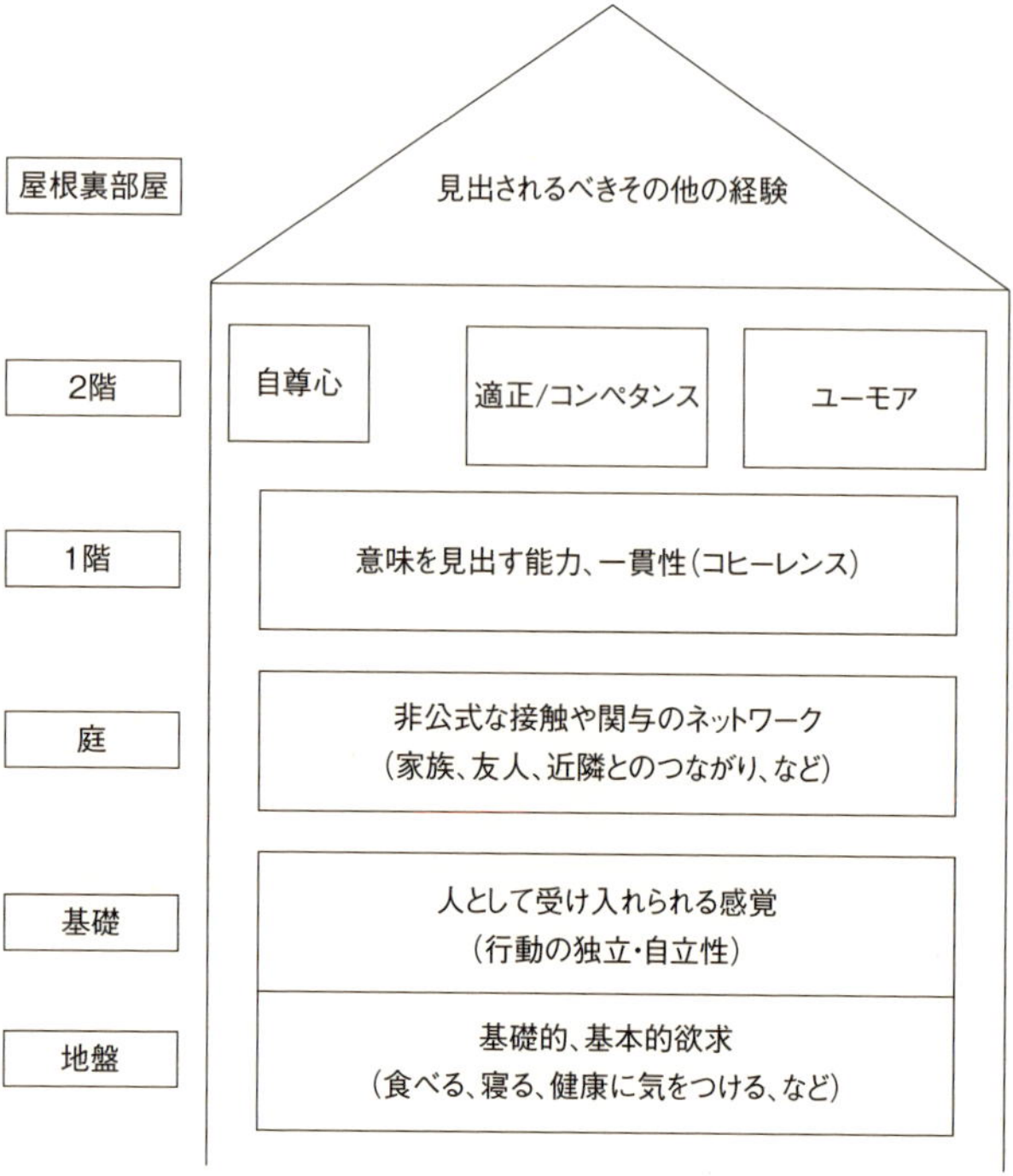
屋根裏部屋
見出されるべきその他の経験
2階
自尊心
適正/コンペタンス
ユーモア
1階
意味を見出す能力、一貫性(コヒーレンス)
庭
非公式な接触や関与のネットワーク
(家族、友人、近隣とのつながり、など)
基礎
人として受け入れられる感覚
(行動の独立・自立性)
地盤
基礎的、基本的欲求
(食べる、寝る、健康に気をつける、など)

ラ・カシータの図

会いの瞬間が交互に訪れる。けれども、このように確立された人間関係のなかで、主体にとって大事なことは、その人に（庭を造った）真の「創設者」という価値が与えられることだ。そしてそれは、その人の家庭環境が本来の役割をきちんと担わずにきたときは、なおさらである。

家の「一階」は本来、人生に一つの意味を構築する能力によって構成される。家のメタファーを使って説明するならば、一階より下、とりわけ「基礎」がきちんとしていなかったら、この階を築き上げることはできない。

「二階」は、個人的関心の備給や中心テーマと結びついたさまざまな形の自尊心で構成されている。二階では、認知・情動・創造的な能力《コンペタンス》が統合される。とくに、計画・立案する精神や自己理解、自らの固有の感情などが同定される。そこには場合によって、それらを保持できたり、いくつかの欲求の充足をふくらませる能力などが見いだされる。創造的能力に関して、レジリエンスの信奉者たちは、アートや芸術的表現——とくに書くこと（エクリチュール[1]）——とユーモア（諧謔）を第一に据えて重視し

（1）無理に「レジリエンスにおけるエクリチュール」を発揮させせんと、書く行為にとりかかるには、残念ながら過去にトラウマを受けたというだけでは不十分である。それはかえって傷口を深めたり、苦痛を増強させる。主体全体をおびやかすほどの自分語りの方法はいくつもある。このことは、ホルヘ・センプラン（Jorge Semprun）〔一九二三〜二〇一一年、スペイン生まれの作家〕がいみじくも述べているとおりである。

ている。ユーモアは実際に、自らの不幸を笑い飛ばすことで内的緊張を減弱させる効果がある。それは一種の自己憐憫のやり方である。たとえば、自分にこんなふうに言い聞かせるのだ。「ほら、そんなに悲しまないで、大したことではないのだから！」

最後の「屋根裏部屋」には、どの年代の人でも生活できる新しい経験がたくさんつまっている。助け合いの能力は、その一部分をなす。他人を手助けすることは、とくに治療者や施設やアソシアシオン（協会）的な社会活動に熱心に参画する者にとって、自助活動の一つの方法となることも多い。ここではまた、組織や機構の機能の発展や、感情的統制、抽象化能力や葛藤の解決能力にも寄与する。

この「カシータ」モデル、さらには「マズローの欲求階層」もそうであるが、留意すべき点は、これらがさまざまなレジリエンスの構成要素をヒエラルキーに沿って考えるよう促していることである。つまり、ある要素は、その他の要素に先行するものとみなされる。このヒエラルキーは、つねに遵守されるとは限らない。というのも、たとえば、人によっては自らの人生に意味を与える探究や、創造性を行使することで、機能不全の「創立者」を代償しようと試みたりもするからである。

Ⅱ　家族

1　レジリエンスを促進する家族の質（利点）と欠点

ノーマン・ガルムジーは、アフリカ系米国人の貧困層を対象に、輝かしい成功を収めた子どもたちの家族について調査研究した【34】。ガルムジーは、こうした家族のなかに以下のような九つの利点を識別した。

一、親側のイニシアチブによる、学校教育施設と親との間の頻繁な連絡、接触。
二、何人かの教師たちから注がれる子どもへの強力な支援《サポート》。
三、子どもの学業や進学に親が大きな役割を果たしたいと願っている。そして、子どもが親の願望を共有している。
四、家庭内の明確な境界の構築。特定の枠組みのなかで各家族メンバーに特定の役割が定められている。
五、家庭内のメンバー間の葛藤が稀有である。

六、学校行事に限らない、子どものさまざまな活動に対する親の頻繁な参加。
七、両親の側からの確固たる一貫した「行動基準」の存在。その規準を通じて、親自身がそれぞれ子どもに定めた規律を適用しつつ行為する。
八、「良い躾《しつけ》」の適用。つまりそれは、子どもが参入を求められる環境の社会的規範と合致する。
九、子どもの学習を知的教材に埋没させない親の能力。

これとは反対に、ノーマン・ガルムジーは子どもを脆弱化、不安定化させるリスクの増大に関与する八つの家族因子を識別した。それは、一、親の片方または双方に精神障害や嗜癖行動がある／二、親の片方または両方の死去／三、人生早期での子どもの世話をする人との長期的な離別／四、母または父の不在／五、慢性的な家族の不調和／六、肉体・精神的虐待、育児放棄または近親相姦のような家庭内暴力の存在／七、両親の離婚／八、里親生活の経験、である。

ノーマン・ガルムジーにとり、子どものレジリエンスへの家族の寄与とはつまり、まずは両親と子どもの役割がわかりやすい必要がある。つまり、父親は父の役割に、母親は母の役割、子どもは子の役割などと、各々の立ち位置があることだ。こうした秩序が、もしも何らかのトラウマ――たとえば、両親の別離など――によって混乱をきたすと、子どもが親の片方または両方の苦悩を引き受けてしまう。この場合には、家族療法などによって、各個人がそれぞれの役割を確立することが必要となるだろう。

それぞれの役割がわかりやすいためには、一つの規律によって支えられ、規則がはっきりと行使される必要がある。規律とは、家族の各メンバーを導く目的を担った枠組みを提供する。それと同時に、外部へと開かれていることが本質的に重要である。つまり子どもを安心させつつも、家から出て行かせる。色々な社会的集団に加入させて、新たな対話者と出会わせるべく押し出してゆく。対話者がそのなかで、子どもにとって将来、必要とされればつらい苦悩の状態を乗り越えられる効果を発揮することもありえる。

最後に、家族の各構成メンバーの「レジリエンス」に付き添い、かつ支える本質的な家族の質（利点）というのは、おそらくは発展しつつ適応できる能力であろう。ただこの能力というのは、測定することがよりいっそう困難ではあるのだが。

2　早期のアタッチメント（愛着）——メアリー・エインスワースと「ストレンジ・シチュエーション法」

生活様式や、家族や社会、そして個人特性の影響がトラウマに反応する能力に与える影響に注目した諸研究と並行して、ボウルビィの弟子たちはアタッチメントの質の影響についても着目した。

たとえばメアリー・エインスワース（Mary Ainsworth）は、安定（安全）／不安定なアタッチメント様式の普遍的特徴を示して、早期の母子関係とアタッチメントの安定性との間の密接な関連性を確立した。そのために、エインスワース自ら「ストレンジ・シチュエーション（見知らぬ状況）法」という名で考案し、十二〜十八か月の幼児に適用される実験的状況を想定した。この研究は、母親と幼児との分離と再会を通じたときと、母子間に見知らぬ人を入れたときの子ども側の反応に着目して、観察する仕組みである。実験は、三分ごとに連続する八つのエピソードで展開される。簡潔な導入期を経た後に、部屋のなかに幼児を母親と二人だけにする。それから、三つ目のエピソードで、幼児の見知らぬ人が部屋に入ってきて、母親と話し始め、乳児にも相互に関わろうと試みる。四つ目のエピソードでは、母親が部屋を出て、幼児をその見知らぬ人とだけにする。それから母親が戻ってきて、今度は、その見知らぬ相手が部屋を出る。母親はそれから再び出て行き、その見知らぬ人はひとりで戻ってくる（これが七つ目のセッションである）。最後に母親が再び戻ってきて、その見知らぬ人は去ってゆく。

実験全体の状況は、部屋のマジックミラーの裏側から観察されて、ビデオ録画される。この方法により、四種類の反応スタイルに応じて異なる四形式のアタッチメントが実証できる。ただし、すべての子どもをこうしたカテゴリーにあてはめることはできないと強調する研究者もいる【17】。

（自律）安定型アタッチメント。これは過度な表出をすることなく、分離を受け入れる子どもたちである。このタイプの子どもたちは、視界範囲から親の姿が消えると泣きわめくが、すぐに立ち直る。子どもたちは、親が不在でも自律したやり方で環境を探索する能力を示すと同時に、親が戻って来ると自分の満足感も表出できる。

(不安定)回避型アタッチメント。この形式のアタッチメントを示す子どもは、親が去っても、また親が戻ってきても、きわめて乏しい感情しか表出しない。研究では、こうした子どもたちは、自分たちの感覚や気持ちを表出できないことが示されている。子どもたちは、親が自分たちに応答しないのではないか、あるいは応答しても、子どもの視点からみると否定的な感情を表出するのではないかと心配している【8】。したがって、こうした子どもは、「無感覚」というよりも、きわめて抑制された感情に影響されている。子どもたちは、しばしば冷やかでほとんど顧慮しない自分たちの親のように振る舞う。実際には、まったくそんなことはないにもかかわらず、である。

(不安定)アンビバレント型アタッチメント。「ストレンジ・シチュエーション」に反応する第三のカテゴリーに入る子どもは、きわめてアンビバレントに振る舞うタイプである。そのような子どもは、親が去るときに苦悩を強烈に表出しても、親が戻って来る際にはほとんど無関心さを表出しうる。実際、こうした子どもは、見捨てられることにひどく恐怖を感じているのだが、非常に早期から、親が自分のことをしばしば親の固有の欲求のために利用している現実を内在化している。このような親は頻繁に、自己愛性の苦悩を抱えており、自分の子どもに対して予測不能の反応を示す。子どもは、親が立ち去ることを不安に感じているが、相互に伝えようとして徒労を重ねてきたために、もはや親が戻ってきても顧慮することなく対応できない。こうした子どもは、親が戻ってきても、まるで何事も起こらなかったかのように振る舞う。

（不安定）解体型〔無秩序型と訳されることもある〕**アタッチメント**。この状況であると、子どもは親の不在に対して、粗暴かつ逆説的なやり方で反応しうる。実際のところ、このような親は、しばしば早期に解決されなかった重篤なトラウマの犠牲者であることが多い。トラウマとは、たとえば、喪失や早期の養育欠如などである。親たちは矛盾した説明不能な行動を交互に引き起こしうる。そのために今度は、子どもたちが自分たちの説明不能な恐怖や逆説的な不安を発展させていくのである。

前述したカテゴリーの適応可能性については批判もあるが、「ストレンジ・シチュエーション法」により、アタッチメントの相互作用をもっと理解できるようになる。このテストではまた、大人がトラウマに抵抗できる能力は、幼少期における「（自律）安定型」アタッチメントの恩恵を受けてきたことと緊密に相関すると仮説づけることが可能である。ここで留意すべきは、このアタッチメントの形式が知的パフォーマンスではなくて、むしろ社会・認知的に良好な発達や、自分自身や同輩たちとうまくやっている感覚などと関係していることである。

アタッチメント理論に対して、多くの精神分析家たちは、その理論が提示してみえるいささか厳密なモデルゆえに、はじめは目をそむけようとした。しかし今日では、同じスタイルを変えずに保持する傾向の者がいるにしても、アタッチメント・スタイルは生涯を通じて変化、発展しうるものとして認められている。安全なアタッチメントを持っていた子どもが、人生において長く遷延した期間で、とくに重篤なトラウマを繰り返し受けたりすると、しだいに不安定なアタッチメントへと移行するとされる（Weifeld *et al.*, 2000 et Lewis *et al.*, 2000）。

3　大人のアタッチメント——メアリー・メインと「成人アタッチメント・インタビュー」

「見知らぬ状況《ストレンジ・シチユエーション》」という実験プロトコールは、明らかに成人のアタッチメント様式を判断するにはほとんど適用できなかった。そのような理由で、メアリー・メイン（Mary Main）は自ら「成人アタッチメント・インタビュー *Adult Attachment Interview*」と名づけた質問法を考案した。この方法は、彼女の表現によれば、対話者を驚かすことで「無意識を追い出す」ことを特徴とした目的をもつ。それは実践においては、ボウルビィが「内的作業モデル」（IWM：*Internal Working Model*）と名づけた概念モデルを、個々にそれぞれ客体化することである。メアリー・メインは、そのことを、いささか仕立て屋における「型紙」になぞらえた。つまりは、意識化されない内的ガイドのことである。だが、その行動基準が、その人の振る舞い方や、曖昧で複雑な対人関係上の出来事を解釈する仕方を決定する。

メアリー・メインのこの質問紙を数多くの人に適用することで、とりわけ安定型アタッチメントを備えた大人は、インタビュー目的を見失うことなく、各質問に的確に答えられることがわかった。質問者は、聴取された語り全体について一貫性を保つ。この様式のアタッチメントは、したがって、あるタイプの早期の経験ではなく、むしろその経験の語られ方によって大いに特徴づけられる。それは、ある大人が重篤なトラウマについて語るからではなくて、こうしたトラウマの存在が、その人の欠陥型のアタッチメントを示しているからである。それは逆にいえば、このようなトラウマが、どのようなやり方で練り上げられていったのか、適切な感情を伴って十分な距離を保ちながらトラウマについて語れるということ、それが、その人のアタッチメントの安定的な特徴の指標である。

（不安定）回避型（またさらに拒絶型）のアタッチメントをもつ大人は、現実機能に対する早期経験、とくにネガティブな影響を過小評価する傾向がある。彼（女）たちは、また同様に、両親や子ども時代をしばしば理想化する傾向がある。しかし、この理想化は一般に、彼（女）らが挙げてみせるいくつかの例とは食い違いがみられる。たとえば、ある大人が、自分の両親は非常に優しかったと語るとしよう。だが、その一例を挙げてみるよう促されると、自分に刻印をつけた重篤な罰（お仕置き）について語ることさえあるのだ。

（不安定）アンビバレント型アタッチメントを持った大人は、しばしば、少々混乱した反応をする。彼らは非常にアンビバレントであるゆえに、ときにインタビューの目的が忘れ去られて、相反する意味合いをもった話題を並置してしまうのである。

最後に、（不安定）無秩序型のアタッチメントをもつ大人は、現在のことについて語ろうとしながらも、容易に過去のなかに再び沈潜することがある。したがって彼（女）らは、メアリー・メインが言い表わした、「推論の言い間違い」をしてしまう。メアリー・メインは、聴取された語りが想起される状況と一致しないという事実から、この名称の根拠について説明する。この様式のアタッチメントを抱えた大人は、語りのなかでいつでも無秩序で解体しているわけではない。そうなるのは、トラウマ的な影響が特別に重要であった出来事について仄めかされるときである。

この研究プロトコールは、防御因子という理論づけに対して、間接的ながらも重要な寄与をもたらしている。とりわけそれは、アタッチメント様式がどのように世代を「縦断」しうるのかを調べられるようにする。実際に、あるタイプのアタッチメントをもった子どもの七割が、彼（女）らが頼りにする大人とその様式を共有していることが明らかにされている。換言すると、安定型のアタッチメント様式をもつ親は、自分たちの子どもに同じようなアタッチメント様式が身につくことに大いに貢献する。さらには、安定型アタッチメントがトラウマの影響に抵抗する能力を備えた強力な構成要素であることがわかると、家族がどのように子孫らのレジリエンスの構築に貢献するのかを理解する大事な手段が得られる。ずっと以前から、両親が音楽家であると他の親よりも音楽家となる子どもが生まれる確率が高く、読書家の両親であると読書好きの子どもが生まれる確率が高くなるとされてきた。いまや、「レジリエント」な両親は、「レジリエント」な子どもを持つ可能性が高く、アタッチメント様式が、こうした「伝達」に重要な役割を果たすと知られるようになった。

ただし言うまでもなく、「確率」とは「運命」や「必然性」を意味するものではない。というのも、子どもの三割は親の優位な方のアタッチメント様式を共有してはいない。三割という割合は、結構な数値である。つまり、どちらかの親による優位なアタッチメント様式があったとしても、子どもに備わったアタッチメントが、確実にどちらかの親からくるものであるかを知ることは不可能なのだ。この場合に、自由度や複数の決定論を持ち出さなければならないだろうか？　この問いに対しては、それぞれが各々の信念に従って答えるしかない。だが最終的に、この二つの命題は、ただ一つにならないだろうか？

Ⅲ　学校

学校は、いくつかのやり方で心的保護の構築に寄与している。

1　学校制度におけるレジリエンスへの寄与

ボニー・ベナード（Bonnie Benard）【41】は、学校におけるレジリエンスへの寄与として、三つの柱を立てた。それは、一、調和的で近接した関係性／二、高度（尚）な期待を伴った学校という枠組み／三、仲間を手助けして役に立つことと関連した自己有用感、である。

近接した関係性を助長する思いやりの雰囲気。子どもにとって学校は、家庭のようなものである。子どもは学校という場で、自尊心や集団への帰属感を強化できる。教師はそれゆえ、すべての子どもに影響を及ぼす思いやりの雰囲気を確立するべく特権的な役割を担っている。トラウマを体験したり、満足のゆく家庭環境の恩恵を受けていない子どもは、そうした教師のなかに支えとなる土台を見いだす。

子どもたちの回復プロセスの発現を援助する人たちのことを、英米圏ではケア・ギビング *care giving* あるいはケア・テイキング *care taking* などと言い表わす。こうした役割を果たすために、教師はいくつかの資質をあわせ持つ必要がある。つまり、生徒が話す内容を妨げずに聞き取れること。信頼を構築すべく、生徒の話を一定の期間を置いてまとめてゆけること。色々な表現を使って問いかけるやり方で内容をよりわかりやすく説明できること、などである。

高い機能を備えた支援と関連した高度な学校側の期待。 マイケル・ラターは、生徒側に高度なパフォーマンスを要請する学校施設は、生徒のなかに「レジリエントな態度」を発展させていることを示した。どの生徒も、自らに向けられた期待の度合いに比例した適切な支援という恩恵を受ける必要がある。実際のところ、心に傷を受けた子どもが十分な支えを見いだす可能性があるのは、こうした条件のもとでの支援である。

他人の世話をすることで自らが役立つと感じること。 三つ目の重要な要素は、個々の有用性から発展する感情である。家庭内であれ、近しい周囲の人たちのなかで、自ら役に立とうとしない子どもがいるだろうか？　この領域において学校が果たす役割はきわめて大きい。それゆえに、学校では数多くの集団的活動が提供される。そのなかで、各参加者はスポーツや造形芸術、他の共同課題であれ他人と協力して実施することを奨励されるのだ。

2　レジリエンスが変えるもの

ここで一つの問いが心に浮かぶ。本当にすべてがまったく新しいことだろうか？　各々に惜しげもなく与えられる博愛心や、参加している組織や機構に子どもが統合されることは、二十世紀前半のセレスタン・フレネ（Célestin Freinet）の業績以降、学校教育についての議論の一部を構成してきた。ここでは一部しか挙げないが、モンテッソーリ（Montessori）からジャンケレビッチ（Jankelevitch）に至るまで、幾多の教育関係者らによって何度も取り上げられてきている。

確かに、学校が高度な要請を課す場であらねばならぬという考えは、より革新的にみえるであろう。だが、各々の生徒に応じて機能性の高い支援が必要となると、その独創性は希釈されてしまう。この条件がなければ、「高度な要請」は、最も不安定で脆い者にとって、すぐさま不健全なエリート主義となる。さらに、この手の適応的支援を行なえるようにする戦略は、きわめて不明瞭である。それは個別指導や支援、特別学級、特殊支援施設などで実施されるのであろうか？　ここ二十年来、数々の教育的試みが実施されてきたにもかかわらず、満足のいく成果は何ひとつ見いだされていない。

実のところ、レジリエンス概念に基づこうと、またはそうでなかろうと、問題はまったく一緒である。校内暴力が不安定な雰囲気を継続的に生みださないようにするには、いかにすればよいのか？ 助け合い（互助）精神と個人主義的パフォーマンス文化とを両立させるには、いかにすべきか？ あるいは、どうすれば各々の生徒の困難により適した支援の形を保障できるか、などである。

しかしながら、レジリエンスという考えによって、二つのことが変化する。まず第一の変化は、教師に割り当てられる課題である。続いて第二の変化は、学校制度や教育施設における健康関連の専門職の位置づけである。

学校でレジリエンスを促進させるという考えに立つと、教師にとって、もはや教育指導するだけが重要ではなくなる。それぞれ担当する子どもたちが、自分のことをより愛せる、もっと自信を持たせる、トラウマにもっと抵抗できる、より良い自尊心の恩恵を受けられるようにする、といったことが大切になる。そのために教育家は、自分の担当学級の子どもたちの心の均衡にもっと注意を払って、自己の価値感を高めていける道のりを見いだす手助けをするよう促される。教育家というのはまた、失敗した場合に絶望に打ち沈むことを回避できるよう、自らのサポート能力の限界についても内省できなければならない。加えて、教育家とは子どもについての高い肯定的《ポジティブ》な期待感を備えていながらも、その期待は、つねに子どもの能力《コンペタンス》とつなげて考える必要がある（言い換えれば、教育家の「高度な期待感」とは現実的であらねばらない）。なおかつ、子どもたちを集団活動に参加させたり、社会化を促す必要がある。ここで生じる問題は、教師という専門職の立場からすると、本来ならば治療者ではなくて教育者であることを求められているということだ。だが、多くを要請されているわけではないにせよ、それ以上のことを求められているということだ。大多数の治療の専門家が、ときには徒労に終わるとしても、患者たちと実践しようとする営みを、教師たちはレジリエンスというプログラムによって、実際に自分の生徒たちと成し遂げるよう促されているのである。

したがって、ここで我々は、学校のレジリエンスを懸念することで引き起こされる二番目の変化へと到達する。教師のさまざまな任務——より慣習的な業務から最新の役割まで——は、もはや国家や市民的な重要性ではなく、精神疾患の予防という名目のもとで奨励されることになるのである。このような任務で、はたしていったい誰が、教師たちを統率するのだろうか？　それはおそらく、明らかに治療向けに専門組織された人々しかいないだろう。つまり、生徒たちと「レジリエンスを引き出す」対話を奨励するという大義名分の下に、教師らを健康関連の専門家という視座のもとで配置しかねない危険性が生じるのだ。

このことは、レジリエンスについてのささいなパラドックスではない。「レジリエンス」に関して、トラウマの救済手段を薬物療法や心理療法といった治療法にしか見いだせずにいる「こころの専門家という権力性 pouvoir psy」に挑戦する方法として紹介されることもある。だが、その方法はレジリエンスという仕組みの中心に、また同じ権力性を配置することになる。

Ⅳ　治療チーム

シリュルニクにとって、レジリエンスという言葉は、重篤なトラウマが生じた後にのみあてはまる。だが、リチャードソンの理論モデル【73】によれば、レジリエンスは慢性的なストレス状況にも、また唐突で予期せぬ形で生じたトラウマ的状況にも同様に適用される。加えて、ストレスを引き起こす状況は、いかなる順序、または、どのような程度でも生じうるであろう。リチャードソンは、したがって、次のような問いに答えようと試みる。いったい、ストレスやトラウマがどの程度以上であれば、レジリエンスが出現してくるのだろうか？　ボス（Boss）【10】【11】と同じくリチャードソンも、ストレスの原因となるのは出来事それ自体ではなくて、その出来事についての個人の知覚であると考えている。同様の意味合いで、ドゥラージュ（Delage）【22】【23】も、「トラウマ」よりもむしろ「トラウマ因性の出来事」という用語を使っている。同じ一つの出来事が、異なる二人によって別様に体験されることがありうるからである。それは、その二人の個人的特性や、彼（女）らが環境のなかで自在に用いている防御因子に応じて異なってくる。こうしたアプローチは、慢性期の状態にある患者に関わっている治療チームにとってはきわめて有用である。適切な支援が不足すると、慢性期の患者は、実際に各々の生活からはずれていって、しまいには再適応への関心を失ってしまう。そのようなわけで治療とは、アイデンティティの再構築と、ときには全体を定義し直す羽目にもなる生活上の計画を実現させる過程《プロセス》を、患者とともにめざすことにある。そのような計画が可能となるには、レジリエンスについて、個別の特性や過程《プロセス》、結果の総体として同時に考慮される必要がある。心理社会的チームの治療介入担当者たちは、能力不全を抱えて生きる人たちの力《フォース》や資源《リソース》を明らかにして、それらを発展させる支援に専心する必要がある。病を抱えた人にもたらされる、このような形の配慮は、学習や自己決定《エンパワーメント》の進め方の一環をなしている。その手続き過程を通じて、患者が通過する状況の意味合いを再解釈することを促し、自身の発達の新たな主催者として統合されていく【64】。それには、どんな単純なことでも、あらゆる具体的活動について、患者と一緒に発展させたり自信をもたせて促進する必要がある。患者の方はそれによって、心的・社会的な現実の諸側面に対する自己統制感を得られることになる（Le Bossé et Lavallée, 1993; Le Bossée, Lavallée et Herrera, 1996）。換言すると、回復という過程《プロセス》は、もはや患者に提供される治療の質と関連するのみならず、患者のコンペタンスや自らのリソースへの信頼感を補強することを通じて考慮しなければならない。それにより患者は、治療支援者と協同して自分に関係のある物事に働きかけようとする気持ちが得られるのだ。

プルトワ、フンベック、デスメ（Pourtois, Humbeck et Desmet）【72】らは、こうした（心理社会的支援）任務における治療チームの支援を目的とした、一つのモデルを提唱している。彼らのモデルによれば、患者がアイデンティティを再構築するプロセスのなかで、自分がどこに位置づけられるかを理解できるのと同時に、そこに治療チームがどのように貢献できるか否かを把握できる。彼らはそのために、二本の直角に交わる基軸を考慮に入れるべきであると提言する。これは、縦軸がレジリエンス－デジリエンス résilience-désilience、横軸はレジスタンス－デジスタンス résistance-désistance という二極をめぐって構成される。この二本の基軸の交差するところに破綻（崩壊 l'effondrement）が位置づけられる。そこが、その人に付き添ってゆける、一つの行程の出発点にもなる。トラウマが生じたばかりの時期に、人はレジスタンス（抵抗）のおかげで、トラウマ的状況に直面しても、自らの資源《リソース》を動員して成長を続けることができる。反対にデジスタンス（不抵抗）は、部分的にも全体にも、その人の成長・発達領域における脱備給を表わす。人はそのなかで、自らの無力さや脆さを痛切に感じるのだ（ただし著者らは、レジリエンスのプロセスに参入するうえで、この脱備給がときに不可欠であるとも明記している）。レジリエンス―デジリエンスは、人の新しい発達・成長に関する基軸である。このレジリエンスは、その人と治療者あるいは治療チームとの間の関係様式によって支えられる。デジリエンスは、個人的計画の不在や生きる意味の喪失、依存症的行為に逃げ込む可能性、などと定義づけられる。最後に著者たちは、デジリエンスは少なくとも部分的には、明確な意図を持ちながらも患者の語りを十分に聞き取れない臨床家の実践によっても誘発されると明記している。患者にしまい込まれるアイデンティティが、それを助長するものとなろう【72】。相も変わらず、地獄のような悲惨な状態もまた、良き意図によって覆い尽されてしまっているものだ。

V　共同体《コミユニテイ》と文化

レジリエンス概念は、少なくとも三通りのやり方を通じて共同体概念と連動している。一つ目は、「レジリエント」であると想定される個人が存在するのとまったく同じように「レジリエント」な集団が、さらには社会さえ存在するという考え方である。二つ目は、つまりは拡大した人類共同体において、人間の信頼を揺るがすようなトラウマは、そうでないトラウマよりもずっと深刻であるという現実による。そして最後の三つ目は、すべての共同体は、その構成メンバーのレジリエンスを支える使命を担うとする考え方である。

1 レジリエントな共同体は存在するのか？

困難を乗り越えられる社会の能力を説明すべく、エディス・グロットバーグ（Edith Grotberg）【37】は「レジリエンス」という言葉について、ある集団《グループ》がトラウマに抵抗し、なおかつトラウマ後から再構築してゆく性向という意味で用いることを提案した。このように定義した際の問題は、集団性《コレクティビテ》 la collectivité によって実施されうる助力の価値について、否応なく自問せざるを得なくなることだ。たとえば、第二次大戦末期のドイツ軍は、スターリングラードの戦闘の開始から一九四五年五月八日に降伏するまでの間、より多勢で豊富な装備が整った栄養状態の良い敵軍からの攻撃に抵抗する際に、並外れた能力を発揮した。敵軍の方は、最終的な勝利を確信し、士気も高まっていたにもかかわらず、である。ドイツの軍隊組織は決して瓦解せず、敗走しても、そのたびに次の新たな勝利を確信して軍を再編していった。こうした軍隊は、だからといって「レジリエント」であった、と言えるのだろうか？

レジリエンスをめぐる議論のなかで、研究者によっては心的・対人関係上の機序に合致して実施される価値の問題が非常に重要となる。だが、そこには、さらに葛藤を含んだ議論の場が見いだされる。もしも全体主義や恐怖、非人道的イデオロギーが、ある一つの集団を深刻なトラウマに対して抵抗可能にするならば、そのような集団はレジリエントであると指し示すことができるだろうか？　そうは言わないと判断するならば、いったいどのような理由を引き合いに出すことになるだろう？

2　人類の信頼を根底から崩壊させるトラウマ

各々にとって日常の生活環境は、家庭という第一の環境が、構造的役割を延長できることが求められる。これは、すでに精神分析家のウィニコットが示してきたことである。信頼に値する仲間をみつけ、その者たちを拠り所とすることは、トラウマに抵抗する能力の主要な要素である。さらにそこから、トラウマを二つのタイプに区別することができる。自然災害と同様、仕事上や家庭内でのアクシデントによってもまた、自己の信頼感をひどく揺り動かして、本当に心の内部に破綻をきたすことがある。けれども、こうしたトラウマは決して、ジェノサイド（大量虐殺）ほどに人間性そのものへの信頼を失わせることはない。

ジャン・ハッツフェルド（Jean Hatzfeld）が調査したルワンダ虐殺の被害女性たちは、誰も回復できないような苦悩を明かしている。被害女性たちは、人間性に対してすっかり信頼を失ってしまっている。なぜなら、本来なら彼女たちを守るべきであった者たちだけではなく、国際社会の共同体が、とくにこうした悲惨な状況にしかるべく機能しなかったことに対しても裏切られたと感じているからだ。彼女たちは今まで、自分が人間であったことすら忘れていた。人類への信頼に基づいた文化が、自らの体験によって完全に否定され裏切られたとわかったなら、文化や伝承など、どうして信じ続けられよう？　そういったわけで、こうした事態では、知識人たちというのは最も脆弱な存在である。

3　社会的絆の卓越した場所

レジリエンスを増大させるうえで、とりわけ有効な方法の一つは、社会的絆〔lien social＝社会的紐帯とも表記される〕を強化することにある。なぜなら、社会的絆は生物学的なストレス反応を減弱し、困難な状況に向き合うことを可能にするからである。長きにわたり、生活環境の役割は、各々の近所づきあいや協会《アソシアシオン》への参画、同じ価値の共有といった手段を通じて、周囲の者たちと維持してきた関係性と混同されていた。だが、ここ数年来、まったく新しい要素が出現している。身体的近接性といった基準と同様、個人にとって近接した環境が、インターネットを通して共有された興味や関心を中心として、そこだけで組織化されるようになったのである。二十世紀の本質的価値であった内的親密性 intimité への欲望が、外的親密性 extimité の欲望へと置き換わったのである【88】〔intimité と対比させた extimité は原著者の用語。ネット社会やTVリアリティ番組の出現によって、本来なら隠される個人の私的空間の感情が露出される嗜好や傾向を指す」。外的親密性の欲望とは、最も個人的な経験を、現実上の身体的接触を通じて関わっていなくとも、似たような経験を持っていそうな人たち皆と共有する意思として定義づけられる。こうした新たな状況は、経験したトラウマの枠組みをやすやすと乗り越えて、この領域における主要な役割を果たしている。それは、二〇〇一年～〇五年の間に起きた、西欧主要都市を悲しみの底に沈めた次の三つのテロ行為事件が示しているとおりである【27】。

二〇〇一年九月十一日のニューヨークの同時多発テロのとき、インターネットはまだこうした地球規模の出来事に見合ったツールとしての段階になかった。新聞や視聴覚ニュースが読者や視聴率記録を亢進し、アメリカ政府は合衆国内のすべての精神科医らに、被害者のための常時電話相談対応を要請した。その一方で、多くのインターネット・サイトは、あまりの過剰アクセスのために接続不能となり、結局は一つの記事と写真数枚を掲載したページを提供するだけに甘んじた。

それに対し、三年後の二〇〇四年三月十一日に起きたスペイン・マドリードの列車爆破テロ事件のときには、インターネット・サイトは最高の視聴記録を樹立した。事件発生の当初から数多くのサイトが開設され、地図や画像のほか、とりわけ世界中のネット利用者たちがチャットやフォーラム上で自分の感想を掲示して相互交流できたのである。

けれども、二〇〇五年七月七日にロンドンで発生した同時爆破テロのときには、相互支援と交流の新たなサポートとしてのインターネットの役割が、まったく新たな広がりを持つようになった。発生当時、テロ被害者とその近しい者たちは、団結と助け合いのネットワークを供給すべく、まったく前例のないまま自分たちの携帯電話画面のキーボードやカメラを活用したのである【27】。このようなトラウマの集合的な取り扱いや解決の仕方について、どのように定義づければよいだろうか？　ネット上に電子メールやビデオを公開する人たちは、「エクリチュールのレジリエンス」を定義づけようと望んだ者がかつて行なったことを援用して、一種の「インターネットのレジリエンス」に身を投じていると述べた方がよいだろうか？　インタラクティビティ〔対話性、双方向性〕は今日、感覚の生産と切り離せない。そしてそれは、ただちに集団《コレクティフ》のなかに呑み込まれるのである。

第三章　成功のレシピ

支持者や信奉者たちにとって、「レジリエンス」という言葉の稀に見る成功は、明らかに、その言葉の質《クオリティ》によるものであった。しかしながら、この言葉はつねに肯定的イマジネール（想像の領域）と関連していたわけではなく、むしろその逆であった。その証左として、ティム・ジール（Tim Jeal）が三十年以上前に、著名な探検家であるリヴィングストン〔デイヴィッド・リヴィングストン（一八一三〜七三年）。十九世紀スコットランドの探検家、宣教師、医師。ヨーロッパ人で初めてアフリカ大陸を横断した〕について記した評伝の一節を挙げてみよう。「リヴィングストンは、偏狭で狭量で、傲慢であった。だが彼はまた、決断力があって勇敢で、レジリエントであった。総じて考えると、こうした特性によって、リヴィングストンは感じの良い人物ではなかった。ただ人生早期の時機まで遡《さかのぼ》って考慮に入れると、彼が礼儀正しく愛想が良く、かつ明敏な若者として世に現われていたことは不思議であった」【46】。若きリヴィングストンの幼少期は実際に、とくにひどいものであった。彼が被ったトラウマに抵抗する能力や、トラウマを受けた後に自ら再構築する能力は、疑うまでもない。ただその代わり、自ら再構築して「偏屈で傲慢」になる「レジリエントさ」は、今日こうしたパーソナリティに付与されるイメージと奇妙なほど対立するのである。

レジリエンスは実際、力《フォース》や偉大さなどと同義の言葉となっている。ある子ども向けの本の叢書では、シリーズの五つの特質(1)のなかに読み手の「レジリエンスの増大」効果を売り込むほどである。

レジリエンスのこうした成功は、どのように説明できるだろうか？　言語学者のレイコフ（Lakoff）とジョンソン（Johnson）の考察【52】は、この答えの端緒を我々に教えてくれる。彼らにとって、ある言葉や表現の一般的成功は、つねにイメージの成功であるという。換言すれば、おのずと成功する言葉や定式というのは、必ずしも現実的、論理的であるわけでなく、強烈な感情的インパクトをもっているということだ。そして、そのためには、こうした言葉や定式が幻想《イリュージョン》を生みだす必要がある。それらを用いて、自分自身の感じ方や、世界を知覚するやり方を変えるだけでよい。「レジリエンス」という言葉がもたらす内容を正しいと主張する必要はない。苦しんだ体験に直面して、「レジリエント」である証左とするのだ。つらい体験を克服してきた事実について、この言葉に関連したあらゆる肯定的価値をつけて引き合いに出すことは、明らかに胸躍ることではある。こうした見解と、専門研究者らが使う「レジリエンス」という言葉で強調される概念とは何ら関係がなくても、さして重要なことではない。我々がここで語っているのは、単純にこの言葉の大衆的成功のみを指している。

だが、一つの概念が、いったいどのようにして、これだけの力をもつようになるのだろうか？　これには今日、「メディア学」【21】という専門科目のもとで実施されてきたさまざまな研究のおかげで、四つの連続的要因が介在することが知られている。

まず第一に、新たな概念は誘惑的な定式をもたらしつつも、一つの時代の懸念や関心事に容易に接続可能でなければならない。第二に、新たな概念は、最適な情緒的受容性を開示すべく文法上の形式を背景に置く必要がある。こうした文法上の形式には二つのタイプがある。それは、撞着語法《オクシモロン》 les oxymores と隠喩《メタファー》 les métaphores である。続いて、一つの概念が成功する三番目の要因として、この概念を理想化し、体現することで、正しさを示しているとみなされるヒーロー像の創出がある。最後の四番目に、

(1) 他に準拠する四つの特質として、現実状況との近接性、心理、ユーモア、家族の会話への教唆がある（叢書「マックスとリリ *Max et Lili*」、Calligram 出版）。同様に、二〇〇五年夏にTV放映された番組では、「レジリエンスの例証」として表わされる格付けや名誉について挙げていた（パスカル・フォンタニーユ Pascal Fontanille のインタビューより。フォンタニーユは、二〇〇五年七月、八月に仏TV局 France2 で放映された「*Trois femmes... un soir d'été*（三人の女、ある夏の夜に）」の監督）。雑誌 *Télérama*（二〇〇五年八月六〜十二日、第二八九九号）所収。

その概念が研究者たちに取り入れられる機会が増えること。そうすれば、なおいっそうのこと、それが制度的可動性、言い換えると帰属の喪失と再帰属を促進することになる。以下、こうした特徴のそれぞれについて検討してみよう。

Ⅰ　一つの時代の懸念、関心事

「レジリエンス」という言葉は、少なくとも我々の社会における四つの傾向と一致して歩んでいる。

1　人間生活への懸念

人間生活における心配事は、私たち先進国社会における強力な傾向を構成する。その心配事とは、二つの相補的な形態で表わされる。一つは安全保障（保安）で、それは前段階にあるリスクを減少させることに他ならない。もう一つはレジリエンスで、トラウマが生じた際の、その影響の減弱にある。この二つの心配事は、単なる精神保健領域のみならず、リスクの地政学上でも表現される。明記すべきは、レジリエンスとはトラウマに抵抗すると同時に、トラウマ後に自ら再構築する能力を包含する点である。そのような言葉でありながら、心理学領域ではこの用語の意味を、後者の意味だけに留保する研究者もいる。

2 自らの過去よりも、むしろ現在や将来的計画によって自己規定する

今日的な危機と将来についての未知ゆえに、誰もが、現在という瞬間を価値づけて、それを幸福の鍵としようとする。さらには、今日、人々はますます自らの教育よりも、経験を通じて規定されることを求める。こうした態度の一つの側面として、トラウマと関連した個人的選択についての罪悪感が取り除かれることがある。ジャック・ルコント【56】は賢明にも、個人的なトラウマ体験を理由にして教育や治療実践に従事しようとする人々が、きわめて頻繁に、そうした免罪を行なう被疑者とみなされることに注意を喚起している。「レジリエンス」概念は、こうした有害なイデオロギーに対立するとルコントは語っているが、それはまさに正鵠を得ていよう。だが、このような思想は、非常に流布した――ここでは理性をもって――と判断される諸実践と対立するからといって、まったく新しいものとは表現できない。こうした思想は――それは理論上の道理であるが――それまでに先在する概念と比べると新しいということだ。その一方、新しい実践とは――それは日常ブリコラージュ〔文化人類学者レヴィ＝ストロースの用語。器用仕事、ありあわせの道具と材料を用いる所作〕の道理、秩序であるが――他の実践と比べて新

しいということである。加えて、ある人が幼少期のトラウマと関連して職業を選択していたら、その人は悪い医者、教育者であるといった誤謬についてである。それは従来、いかなる理論作業からも決して支持されることはなかった。精神分析家たちによって議論されてきたことは、それとはまったく反対のことですらある。とりわけ、フロイトの元患者でアンナ・Oという名で知られるベルタ・パッペンハイム女史についてのドイツ社会福祉サービス設立をめぐる議論を参照するとよいだろう【68】。

3　否定面よりも肯定面に関心を持つ

多くの者は、仕事や作業に取り組む日々を経た上で、万事順調であると知らされることを好む。世の中の流れを肯定面から考察しようとする能力は、確かに我々には欠けている。「自己啓発」と呼ばれる運動は、まずそのことを理解したうえで、周知のとおり大成功を収めた。

こうした「肯定的思考《ポジティブ》」という側面は、一般に自らの不幸を乗り越えたり、他人のために、一つのモデルを構成できる方法にかかわる。今日、多くの人々が、自らすすんでレジリエントと主張したり、見習うべきモデルとして呈示しているのではあるが。

4　治るのに「心の専門家」はいらない

苦悩する人々が、自身の調子が悪くなっていくことに呵責を感じている間は、ときに、時間とコストの要する治療に取り組むことを受け入れる。ところが今日、多くの雑誌や新聞の記事や特集では、肉体的虐待や性的被害を受けたり、悲惨な社会的環境下で成長してきた人たちの「被害者的」特徴や様相を強調している。そうした途端にすべてが変わる。幼少期に近親相姦の被害に遭ったある女性は、要約すると、私に以下のような内容を語ったことがある。「私は、自分が小さい頃に受けたことと、自分の症状とを関連づけるまでは、良くなるためにお金を払い続けることを受け入れていました。それは自分のせいだと思っていたのです。けれども、いまや私は、自分の症状が何に起因しているかがわかったので、支払いが耐えられないと感じるようになりました。それはまるで、他人の過失に対する代償を、自分が二度支払わなければならないかのようです。はじめは私の〔被った〕苦悩への代償、それから自己負担を強いられるつらさなのです」。この女性は、そう語りながらも、自らが取り組んできた〔分析〕治療からの恩恵を認識してもいたのである。だが、多くの者は、同じような理屈をもって、自分たちは心の専門家の助けなしで抜け出せるはずだという考えに行きつくであろう。「レジリエンス」という言葉は、問題となるのが解釈の誤謬であるとしても、こうした結論に至らせる欲望を結晶化させることになる。

Ⅱ　イメージ戦略――隠喩《メタファー》と撞着語法《オクシモロン》

ガストン・バシュラール（Gaston Bachelard）は、その著書『科学的精神の形成』のなかで、隠喩が一つの概念の大衆的成功と、概念の厳密な使用法の終焉にどのように貢献するのかについて言及した。もちろん、人間にとって骨格に肉づけが必要なように、思考には隠喩が必要とされる。だが、一つの概念を要約し、通俗化して普及させようとする一般的隠喩と、個別に横断することで固有の状況を獲得できる隠喩とを混同してはならない。ガストン・バシュラールは、隠喩をめぐる領域上の混乱を批判した最初の思想家であった。バシュラールは、一般的隠喩が概念の抽象的な力を抹殺すると主張した。彼はこれを「抽象的認識の終焉」と呼んだが、一般的隠喩によって、最終的にその地位が完全に奪い取られてしまう。

他方で、レイコフとジョンソン【52】は、一つの言葉が人口に膾炙すればするほど、その言葉がどのようにして、ある種の方法でイメージを生みだすのかを明らかにした(2)。だが、おそらくは社会学者ブルーノ・ラトゥール（Bruno Latour）【53】の議論が、この方面ではさらに先をすすんでいよう。ラトゥールは、どのような条件であれば、当初は科学的言表であったものが社会的な事象を生みだすのかを提示した。それは、言葉のイメージ産出能力だけでは不十分である。そこには、ブルーノ・ラトゥールが「ハイブリッド（混種）」と呼ぶ特殊な言表の創出が必要とされる。問題となるのは、より多くの人々に科学的な真実に対する感受性を与えようとする定式である。しかし、だからといって通例言われている大衆化向けに構成されてはいない。実際、大衆化において重要となるのは、説明的な力である。その反対に、こうしたハイブリッドな言表で根本的なのは、情緒的な力である。説明的現表を生みだす作者は、読者に対して自分が示すものを考えさせる。その一方で、情緒的言表を生みだす作者はむしろ、読者に対して目のなかに写るものを見ることを促すものだ。そういうわけで、こうしたハイブリッドな言表は、しばしば、それを生みだす者の大きな個人的成功を伴う。その反対に、教育的言表は、それを伝えようと望んだ大衆性ゆえに、その作者は速やかに忘れ去られることになる。

1　撞着語法の力

撞着語法《オクシモロン》〔対義結合ともいう、修辞技法のひとつ〕は、必ずしも新しい概念を提示するわけではない。だが、それはつねに概念を誇張する。撞着語法は、情動的荷重が先験的《ア・プリオリ》に対立する二つの言葉を連結させ

（2）【52】六六頁を参照。

る。たとえば、キリスト教信仰において神が奴隷のように十字架上で死んだり、マルクス主義における「集団的所有」といった表現がそれにあたる。撞着語法の成功は、我々の精神を覚醒させるという現実に依拠する。我々はそれらについて、もっと知りたくなるのだ。撞着語法は、その概念よりも、外的にみて曖昧かつ綿密に誘惑的な形態をもたらす。精神分析は、その撞着語法を、「平等に漂う中立性」のなかに備えている。それをレジリエンスは『素晴らしき不幸』〔ベストセラーとなったシリュルニクの著書【18】〕のなかに備えているのだ。

2　隠喩の力

レジリエンスをめぐっては、四通りの隠喩が相次いで提案されてきた。それは、素材、潜水艦、貝のなかの真珠、そして編み物、という隠喩である。それぞれが、その固有の神話と、そしてまた誤解とを備えている。

一つ目の隠喩、素材の「レジリエンス」とは、衝撃に襲われた後に、また元通りの形態を見いだすことを可能にするもの（復元力）である。この隠喩は明らかに、トラウマを受けた後に、元の形態を再び見つけだせる「レジリエントなパーソナリティ（人格）」という概念に寄与してきた。

二つ目の「レジリエント」な潜水艦とは、どのような障壁に出くわしても、その任務を遂行し続けることの隠喩である【19】。ここでは、古来からラテン語で *restitutio ad integrum*、言い換えれば「原状回復」〔当事者を以前の状態に復帰させる〕と呼ばれる原理のことである。レジリエンスの推奨者たちは、今日、この隠喩の概念を批判する急先鋒となっている。隠喩とは、いったん提唱されると、もうその道のりを進み続けるしかないのだが(3)。

三つ目は、「貝のなかの真珠」という隠喩である。「レジリエントは撞着語法から免れることなく、その象徴《エンブレム》が貝のなかの真珠である。貝に砂粒が入り込み、なかを傷つけようとするが、貝はそれから身を守るために滑らかな膜を分泌して真珠層を作る。この防御反応が、硬くて、きらきらと輝く精巧な宝石を生みだす」【18】。レジリエントとは、「免れることなく」……、貝は「分泌して」……「硬くてきらきら輝く精巧な宝石を」……。だが、それはまるで、「レジリエント」な質《クオリティ》がひとたび獲得されれば、新たなトラウマが生じるたびに必ず「真珠」を作り上げる、ということにならないか？　にもかかわらず、そう主張した当の著者〔シリュルニク〕は、別の著書において、レジリエンスは決して最終的に獲得されるものではなく、また、ある領域ではレジリエントな存在でなくても、別の領域ではそうなりえ

(3) 二〇〇五年六月、私は当時アタリ社によってフランスで開発されたTVゲーム ***Pirates***（パイレーツ／海賊）のなかにまでこの隠喩が広がっているのをみつけて驚愕した。そこでは、レジリエントは「不沈の」戦艦のことを表わしていたのだ。

る、と理解できるような配慮をしている。

レジリエンス概念を魅力的にすべく提唱された四つ目の隠喩は、「心理的」な糸と「社会的な」糸とで編み込まれた「編み物 tricot」である。レイコフとジョンソンの研究のおかげで、このような隠喩が大成功をもたらした理由について理解できるようになった。この「編み物」という隠喩は、何らかの欲望をそそるイメージをつくり上げる。実際、我々はおそらく、真珠を作るためであっても、その貝でありたいと願う者は皆無であろう。その一方で、我々はみな、良質の編み物は欲しがるのである。編み物は、寒さから身を守ってくれるだけでなく、我々はそれを好みで脱ぐことも着ることもできる。つまり、編み物という隠喩によって、我々は知らないうちに、その丈夫で快適なレジリエンスの側に引き入れられている。それも堅固で重たい鎖帷子《かたびら》などではなく、軽くて持ち運びに快適な衣服である。そのうえ、レジリエンスはひどく「金《コスト》のかかる」ものであってはならない。つまりここから、レジリエンスが高価なものではないことが理解できよう。というのも、一般に編み物は値段が手頃である。他の多くの洋服と異なり、自分で編むこともできる。さらに付け加えるなら、「編み物」は一般に美しくて他人を喜ばせるために選ばれるものだ。これで我々は、レイコフとジョンソンによって確立された法則に基づいて、レジリエンスという隠喩の成功の鍵を理解したことになる。

III 理想のつまった小さなブティック

一つの理論がさらに普及していくと、その理論は、レジス・ドゥブレ（Régis Debray）が「受肉の媒介物 **vecteurs d'incarnation**」【21】と呼んだ概念を拠り所とするようになる。最大の成功を収めた理論は、その正しさを自ら証明する者たちによって提唱される。加えて、すべての理論は、打ち立てた英雄《ヒーロー》の傍らに副次的英雄を生みだす傾向にある。こうした英雄像は、理想化を経ることで創出される。理想化には、ケースによって、道徳的理想化、美的理想化、知的理想化がある。だが最も多いのは、隠されたまま進んでゆく理想化である。

1 道徳的理想化

この形式の理想化は、最も戯画的である。これだと、「レジリアント」な性質は、道徳に則《のっと》ったやり方でトラウマを乗り越えた者にあてがわれる。したがって、ポレッティ（Poletti）とドブズ（Dobbs）にとって、「真にレジリエント」な人とは、定義上、「自分自身そして他人への敬意と同情を含んだレジリエンスの根本的特徴」を備えている。同様に、ヴィクトール・フランクル（Victor Frankl）も、自己中心主義と利潤の追求は、他人を犠牲にして自分の利益とする態度であり、将来的に人間のレジリエンス能力を減じさせると強調した【30】。

しばしば、この形式の理想化は、愛情を引き合いに出す。ある存在に対して惜しげもなく与えられた情緒が、その人の発達にとって力強い因子を構成することは否定すべくもない。ウィニコットほど理想化肌ではないある専門家ですら、第二次世界大戦中のロンドン空襲による戦災孤児の疎開先の里親に向けて、愛情の大切さについて語っている。それは、一九四五年のラジオ番組のある討論会での放送であった。問題は、そこに一つのシステムを築こうとするときに生じる。致死的な負債を生みだす重苦しい感情の存在はよく知られている。だが他に詳しい説明もないまま、「愛情はレジリエンスを増大させる」などと言明することは如何なものか。愛情やレジリエンスと提示された用語がよく知られている一方で、それぞれが今日、互いに不可思議で謎めいた言葉であることを前提としている。

2　美的理想化

レジリエントとは、「素晴らしく」て「素敵」で【71】、「肯定的《ポジティブ》」で「立派な」人のことを指す【90】。その一方で、レジリエントを、「地獄のような苦しみにもかかわらず、なおかつ壊れずに健全で、高貴さへの感受性を保ち続けていること」【36】とみなす専門家もいる。あるいは、人に宿った高貴さが「より深奥なところで」見いだされる【22】と考える者もいる。ジャック・ルコントは、レジリエントな人を「苦悩という金属を、対人関係と省察という黄金に変容できた存在の錬金術師《アルケミスト》」になぞらえている(2000)。極論すると、「レジリエンスという過程《プロセス》」の理想化は、トラウマ経験を、一種の通過儀礼的な試練にしてしまう。それを乗り切った者だけが、自らの経験について語れるように仕向けている。「レジリエンスの最良のエキスパートは、それを証明した人たちである。たとえ彼(女)たちは自分の経験を理論化できないとしても、何について語っているのかがわかっている」【19】。こうした言い回しの背後には、一つの考えを指し示すことができよう。その考えによると、この言葉の使い方を批判する者たちは、事情をよく知らないということである。

改めて言うと、ある特別な場合において厄介なのは、称賛するような性質を規定する使い方にあるのではない。重篤なトラウマを体験した人について、その人の態度のいくつかに対して、経験されてきたことを考慮したうえで、「立派である」と述べることは至極、当然のことである。その反対に、他に何ら説明もなく「レジリエントな人」は「素晴らしい」と宣告することは、「英雄《ヒーロー》」さらには「賢者(世俗の聖人)」を構成するような論理に入り込む。実際のところ、素晴らしい人が邪悪でもありえることを、どうしたら信じられようか？　このような場合はありえるのだが、それは我々にとって考えづらいことである。つまり高貴さとは、共通感覚のなかで、とかく美徳とつながりやすい。

こうしてレジリエンスという考えは、新たな形の英雄化《ヒーロー》をすすめる構成づくりに関与することになる。そして、そのためによりいっそう、「凡庸さの英雄化」と呼ぶことのできる、我々の文化の重要な潮流と出会うことになる。こうした傾向が露わになった機会は、言うまでもなく二〇〇一年五月〜七月の期間に仏TVのM6チャンネルで放映されたリアリティ番組「ロフト・ストーリー *Loft Story*」であった【88】。フランス国民は、番組内の閉ざされた空間のなかに閉じ込められた無為な若者たちが、雑居生活で生じる日々のあらゆる小さないざこざを、できるだけ上手に解決しようとするだけで、いずれは英雄の地位につけることを見いだして唖然とした。このありふれた凡庸さの英雄化は、しかしながら、より持続性をもつには、あまりに異論が多かった。だがそれ以来、凡庸さの英雄化は、尊厳性に包まれるようになった。ハンナ・アーレント（**Hannah Arendt**）の「悪の凡庸さ」についての定式を逆さに表現すれば、それは一種の「善の凡庸さ」を宣言することであった。誰もが、いつのまにやら英雄になれる。ある元家政婦の女性が、仕事中に事故に見舞われた際、新聞に「家政婦のヒロイン(4)」と掲載されたように。また、日々さして気にとめることなく私がすれ違っていたある隣人は、おそらくは自身が受けた躾《しつけ》や、さらには言葉に言い表わせないトラウマによって、ひどく傷ついていたのではないか？　おそらく彼は、存在の断片のうえで、一見普通の生活を取り戻し、自ら再構築できるまで、心的な苦悩を抱えていたのではないか？　キリスト教は、信者らに対して、主キリストが最も貧しい者たちのもとで復活することを啓発している。信仰により、我々は今日そこに人知れず言葉に言い表わせない悲劇の可能性を備えた英雄の姿を認めることとなる。贖いについてのキリスト教的伝説は、まったく見当外れとはいえない。レジリエンス概念は、それがたとえ当初はそのような用い方を想定されていなかったとしても、こうした宗教的鋳型にきわめて容易にはめることができる。

3　知的理想化、「偽性レジリエンス」

心的発達の高等段階を表わすとみなされる言葉の理想化は、人間科学において繰り返しみられる。今日、「レジリエントな人」と称される数多くの特性は、一九八〇年代には「成熟した」「自律した」人に付与されていた。その当時、「成熟する」ことは、パーソナリティ特性であったり、決して到達しないプロセスとされていた。到達することが「パーソナリティの成熟」に至ることを表わすプロセスだとしたら、成（性）が熟することとそれ自体が、最も高次の心的発達の段階とみなせるのかが問われている。同様に、「自律」が、いつかは到達可能なプロセスであるのか、それとも、とても手に届きそうにない見通しであるのか。私たちは、あらゆる領域で自律できるのか、それともいずれか限定的なのか、とも

（4）ル・モンド紙、二〇〇六年八月二十四日付け記事。

自問していた。つまり、一九八〇年代当時の舞台の前景を専有していた言葉は「レジリエンス」ではなかったが、議論されていたのは実にまったく同じ主題であったのだ。

したがって、今日、複数の研究者らによって、レジリエントな人は、七つの質《クオリティ》に付与して理想化されている【94】。それは、一、問題を同定する能力／二、自分自身や他人のために解決法を探す能力／三、独立心および限界を設定する能力／四、良好な精神衛生を備えたパートナーを選ぶ能力／五、楽しみながら自己管理したり自らの環境を調整できる自発性／六、想像的世界のなかに隠れ場を見いだせたり、自分の感情を肯定的に表現できる創造性、そして最後に、七、悲劇の只中にあって滑稽さを引き出せるユーモア・機知、であるという。なんとまあ、たくさんあるものだ！

レジリエンスを単純な観察事実としているアメリカの一連の研究と一線を画すべく、フランスの研究者たちは、「偽性レジリエンス」について語るべきとする考えを抱いていた。偽性レジリエンスとは、一見、表面上は「良好に社会適応」している人たちのことを指している。だが、その者たちは、しかるべき完全な形でのレジリエンスの特性を備えた心的プロセスを経ていない。そもそも「偽性」という言葉自体、あまり喜ばれる表現ではない。「偽性」には、純粋でまったくの欺瞞ではないにせよ、まがい物が想起される。ここで危険なのは、「そこ（レジリエンス）までに至る人」と「至らない人」という対置にはまり込んでしまうことである。もちろん、「偽性レジリエンス」の人には、しばしば脆い均衡が保たれている。彼らは、いわば、弱い基盤の上に構築されている。自身の社会的適応を確立するためにとった選択が脅かされると、偽性レジリエンスの人の心は破綻する危険性がある。その反対に、その人たちにとって、(偽物であるという)尋問が決して行なわれないよう、ある文化や時代のなかで生きられる機会が得られると、彼らは表面的には十分に社会適応して人生を全うできるだろう。自由に行なえるやり方で、かろうじてやってきているそうした人たちに対して、「偽性レジリエンス」という彼らの主体について語ることで、その者たちをひどくこき下ろすリスクを冒すことにならないだろうか? もちろん、彼(女)らの「ブリコラージュ」は、重篤なトラウマに抵抗する術を保証しない。けれども、おそらくは幸運にも、大多数の者は、そのような出来事には決して直面しないであろう。彼らの「偽性レジリエンス」は、「真正レジリエンス」と同じくらい日常生活上で遭遇する試練に直面した際に効果的である。

つまり、こうした理想化には、実生活で肉体や精神を傷つけられたり、現行の社会基準に従えば「跳ね返ら」なかったようにみえる者たちすべてに対して、我々が別の異なるまなざしを注ぐことを妨げてしまう危険性がある。その者たちは、各々の相違や尊厳のなかで、その限界がどのようなものであれ、承認される権利がある。もしも——彼らの本来の能力よりも環境に関連しうる理由によって——認められる段階にまで到達できた者を「立派だ、素晴らしい」と称賛するのであれば、試練によって押しつぶされてしまった人たちについては何と呼ぶのだろうか? 我々は、その者たちを非難するのだろうか?

加えて、「偽性レジリエンス」に関する問題では、それが少なくとも公共生活において、あらゆる本物の外観をもちえるということである。親密な者だけが、しばしば、その人の別の面、つまり適応的プロセスの陰で失敗した側面を知りえる悲しい特権を持ちえる。さらにまた、必ずというわけではないが、公的生活でレジリエンスを示すような人は、近親者には知られざる二重生活を営んでいることがある。とりわけ、それは秘められた倒錯的な性にまつわる形をとることがある。「レジリエンス」という言葉には、改めて、我々から世の中の複雑さを覆い隠す危険性があるのだ。とりわけ、我々にとって各々が多少なりともトラウマへの適応に成功しているなかで、自身では制御できない何かしら容認しがたいものが存在することを忘却させる危険性がある。それについて、我々は間接的に体験する影響、あるいはまた、近しい者たちと自分がふれあう際に受けたり感じられることでしか知り得ないのである。

4　隠された理想化

レジリエンス関連のテキストを読んでいて最も面食らう側面の一つは、それがときに、理想化で連なった横糸を、同時に脱理想化という連鎖の縦糸で織り成していることである。この二つの言説は、明らかに同じ次元ではない。脱理想化は、理論的に組み立てられた言説に立脚する一方、理想化の方は、隠喩や熱狂的な形容詞の語らいをもって構築されている。

もちろん、今日「レジリエンス」という言葉を利用する大部分の研究者たちは、――少なくともフランスでは――、それが決して絶対的でも安定してもいない相対的プロセスであると前置きしたうえで用いている。つまり、あらゆる種類のトラウマに対して「レジリエント」である人など誰もいない。ある形式のトラウマに対して、その人が、それまでは上手に乗り越えられてきたとしても、今後もつねに必ず「レジリエント」であるわけでもない。そこまではまあよい。だが、こうした研究者たちは、「レジリエンス」という言葉に、行動面（我々はこのとき記述的な言語使用域にいる）や、パーソナリティ側面（説明的な言語使用域にいる）、プロセス（同様に記述的だが、まったく別の性質をもった言語使用域にいる）とを一緒くたに連結させることで、自ら曖昧さを醸成してしまっている【3】。

研究者のなかには、レジリエンスをプロセスであると主張する者もいる。だが、また別のときには、「何か一つ余分に」授けられた人を「レジリエントな人」とみなす危険性を伴ったまま語っている【70】【40】。「レジリエンス」という言葉は、口から発せられた途端に、広く拡散してゆく特徴を備えている。この言葉は、我々をみな、記述から説明的言語へと変えるように駆り立てる欲望と一致する。その変質は、ときに戯画的であるが、かつてはより巧みであった。(5) ついでに言えば、「レジリエント」と想定さ

（5）数ある例外のなかで秀逸な論考は、ジョエル・リゲッゾロとクロード・ドゥ・ティシェのテキスト「精神分析的→

れた人について語る傾向について批判するのは明らかに困難である。なぜなら、その著者たちは決まって、それとは逆の（レジリエントでない）場合についても同様に語っているものを引き合いに出せるからである。

Ⅳ　制度的可動性のベクトル

我々がみてきたように、レジリエンスとは複数の入り口を備えた言葉である以上、それは一種の「共有鍋 pot commun」を構成することになる。そこでは相反する志向をもつと評判の信奉者たちが、それぞれの道具を持ち寄ってきても、自分たちの専門と一致しないモデルからは、互いに着想を得ることもない。レジリエンスは、そこから思考の可動性のみならず、相互に異なる学派や集団《グループ》の制度的な可動性をも助長する【53】。それは明らかに、医療や健康の専門家同士の間での、この言葉の成功に貢献してきた。

こうした問題点は、まずもって自らの依拠する理論モデルを豊かにしたいと願う認知療法家や行動療法家たちに関係している。実際のところ、元来、心的苦痛に対する認知・行動療法家の治療アプローチは、こころの内面で生じていることを理解することを断念し、一種の「ブラックボックス」とみなしてきた。当初こうした意向は、とりわけトラウマを体験した者に、その体験内容について、ただちに話すことを強いるトラウマ治療の推奨に向かってしまった。同じように、喪の病についても、死は「まさに死んだのである」ということを、レコード盤が擦り減るほど繰り返し聴かせるようなやり方をもって治療を引き受けようとした。不幸なことに、こうした治療計画表は、しばしば破滅的な結果を生じることとなった。多くの患者は、この形式の「治療」が新たなトラウマ体験となり、それがときに回復をよりいっそう困難なものとしたのであった。このような治療者は、レジリエンスのなかに、彼らが「対処法《コーピング》」と呼ぶ適応方略に一致するような「力動的」、「肯定的《ポジティブ》」、さらには「闘争的」といった人間関係上の側面を重視するだけに留まらない。彼らはまた、レジリエンスという仲介を通して「無意識的かつ自動的プロセス」として定義される心的内部の「防衛機制」の存在を再認識することにもなる(6)【90】。

→臨床心理からみたレジリエンス」である。(La résilience au regard de la psychologie clinique psychanalytique, B. Cyrulnik, P. Duval, 2006 所収)。

(6) ここでは「機制」が「過程《プロセス》」として定義づけられている。前述の前半では観察された事実を表わすのに対し、後半では意識下の機能についての仮説を指している。だが、こうした相違は、実際のところ著者たちをさほど悩ませてはいないようであるが。

精神分析家の側にも、レジリエンス概念へと向かうことに、しかるべき理由をもつ者たちがいた。精神分析の諸学派は、実のところトラウマ研究について、シャーンドル・フェレンツィ、ドナルド・W・ウィニコット、ニコラ・アブラハムらの業績がある。また前意識の役割についても、アンナ・フロイトやウィルフレッド・ビオン、ディディエ・アンジューらの研究がある。にもかかわらず、こうした先人たちの業績は、あまり重視されてこなかった。今日、レジリエンスに関心を持つことは、こうしたアプローチを非常に重視することに同調する精神分析家たちにとって、他のアプローチの信奉者たちの側からの支持を得ることで、かえって自分の同僚たちとの見解の相違を覆い隠すことができる。

言葉の不明瞭さというのは、したがって偶然の出来事であるどころか、その成功の強力な切り札となる。レジリエンスは、その概念の曖昧さのおかげで、科学的・学問上で紛争の多い文脈のなかで接合剤的役割を果たすことができるようにみえる。もちろん、現実において、誰もがその言葉を自分なりのやり方で利用し続けることはできよう。だが、それはまた、不和や対立点を覆い隠すことにもなる。

第四章　レジリエンスは確証、説明、予防できるのか？

以上みてきたとおり、一つの言葉はこうして、その価値を認められるために何でも表わすようになる。このレジリエンスという言葉は、我々の社会精神とぴったりと合わさっている。媚びへつらうようなメタファーに誘惑されて、理想化を助長し、人間科学における結びつきを混乱させる。周知のとおり、この論理はまさに、レジリエンスという言葉の成功を保証する。たとえ、ときにそれが苛立たせることはあってもだからといって非難するわけにもいかないであろう。すべての豊饒な概念は、同じように精彩を失って無味乾燥なものとなるか、歪められるリスクを背負っている。レジリエンス概念の使用法に、濫用または過度の単純化の危険があるとしても、その使用を禁止するよりも、むしろ、その複雑さや豊かさへの感受性を育てるほうが、より価値のあることではないだろうか？　それはまさしく、我々がここで選択することである。その方向性で進んでいくように、レジリエンスという言葉の使用がもたらす以下の六つの危険性について説明する。そして、この言葉を使う者たちが、その危険から免れ、かつ身を守るためつねに心に留めておくべきあらゆる関心事について、今ここで検討してみよう。

一、モラル（道徳）的立場を助長する危険性。

二、ある世代のトラウマの別の世代への波及 ricochets の重篤さ。ときにそれを過小評価してしまう可能性。

三、レジリエンスという言葉の使用が、心的構築におけるトラウマの多様性とノンヒューマンな環境〔アメリカの精神科医・精神分析家ハロルド・サールズの臨床概念〕の役割をしばしば無視していること。とくにトラウマについての理解が、主観性と間主観性という問題に還元されて矮小化される危険性。

四、トラウマによって引き起こされる唯一の創出として最も多いのは症状でありながら、創造や創作として知られた形式によるトラウマの解決を理想化する傾向。

五、観察・説明・予測についての相違をごちゃまぜにしてしまう。

六、目標を定めた予防策を組織するという口実のもと、社会統制を補強しうる情報収集の実施。広範なシステムの構築を正当化する危険性。

I　モラル（道徳）のリスク

我々は誰しも、自分を再構築するうえで優先された道のりは、他人にとっても必然的に良いものであるはずだと危うく考えそうになる。こうした考え方がもつ誘惑（あるいは魅惑）を取り除くために、火事で荒廃した土地が、繁茂していく森林モデルを例に挙げて、トラウマ後に生じることを想像してみよう。火事が青々と茂った領土を焼け焦げた土地に変えても、この焼け跡の状況はさほど続かない。すぐに数多くの種類の植物が根を下ろして、空へと向かって伸びてゆく。それ以前から存在していた複数の植物種がまず増殖し、そのなかで数種が生き延びていく。なかには、火事によって、ある種が除かれたことを利用して、土壌を占拠していく植物種もある。また、風によって運ばれるため、今後は何ら定着する障壁もなくなる植物種もでてくる。その結果、新たな種類の植物が出現するようになる。さらに、この状況を活用すべく、とりわけ火事にもっと抵抗力のある新たな種類の植物を植えようとする人間の役割もあるだろう。植生（植物群落）というのは、まずは競争的かつ補完的な成長が錯綜するなかで再構築される。そのなかで、最終的にある種の植物が、その固有の抵抗力に支えられて、環境が有利に作用したり人為的な支援を受けることで、他の種に対して幅をきかせるようになる。

身体的または心的カタストロフ後の場合も、状況はまったく同じである。惨事の後に、いくつかの行動が発達していく。それにより、トラウマを受けた主体は、自分の心的生活や人間関係を再構築しようと試みる。したがって、トラウマを受けた主体に寄り添うと、さまざまに異なる表出の仕方を見いだすことも稀ではない。それはたとえば、愛他的な社会奉仕であったり、サドマゾ的な性的行動であったりする。また、他人や自分に対する破壊的な表出行動（とりわけ、薬物依存や危険行為など）や、援助を求めていても治りたいとは願っておらず愁訴のなかに閉じこもること、あるいは創造的傾向なども指し示す。モラル（道徳）が称賛または非難する、こうしたさまざまな態度は、それぞれが並立しうる。そして、レジリエンスについて語る人たちにとっては、その語るという誘惑が絶大なために、彼（女）らの選択に合致するイメージをつくり上げる際に、それが増殖、膨張していくことを忘れ去ってしまう。科学的準拠と道徳的判断との間に生じる混乱は、このようにして完全なものとなる。だが、こうした状況に関わりのある援助者あるいは家族にとっては、我々に衝撃を与える人を非難するよりも、発達が望まれる道のりを後押ししたほうがよい。逆のやり方は、トラウマを受けた人に、わかってもらえないという感覚を惹起する危険性がある。それは、求められているのとは真逆の、つまり、こうした態度が被包化される結果へと至らしめる。

トラウマを受けた人に介入する者にとって第一の特質は、レジリエンスのプロセスを統制《コントロール》して導こうとする願望を断念することだと言っても良い。そうした患者たちに進展がみられないことを認めるのが不安な介入者というのは、頑なに抵抗して患者側の適応力を減弱させてしまう。そうした治療介入者たちはとくに、ユーザー（当事者）たちに寄り添うことができなくなる。

治療関係——それに、すべての関係性がそうであるが——は、支配欲求と相互性の欲望との間で緊張を孕《はら》む。共感性があれば、相互的レジリエンスの形式が優先されて、支配欲の危険性を退けることができるだろう。共感は、自尊心を補強（したがってレジリエンスを補強）して、他人を信頼することで可塑性を促進させる。それにより、自分も含め、他人の意見とともに自らの指標の修正を余儀なくされる。共感性は、レジリエンスを互助的・相互的な構築としてつくり上げて、利用者側と治療介入者側の双方にとって恩恵を与えることを可能にする。

Ⅱ　トラウマの世代間にまたがる波及を過小評価する危険性

レジリエンスという言葉で、表面化しない原因となるすべての問題のうち、最も深刻なのは、ある世代で、一見、表面的にはうまく切り抜けられたようにみえるトラウマが、次世代に波及することである。

今ではよく知られているが、有名な一つの例として、画家パブロ・ピカソの例を挙げてみよう。スイスの精神分析家アリス・ミラー（Alice Miller）は、ジョセフ・パラウ・イ・ファーブル（Josep Palau i Fabre）によって書かれた伝記をもとに、芸術家ピカソの幼少期が、とくに三つのトラウマ的出来事が交差していることを示した【66】。まず最初は、ピカソの出生が非常に困難なもので、危うく死の淵にさらされる瞬間があったほどであった。乳児ピカソは、暖かい母親の腕のなかで抱きかかえられず、そこで安心と快適さを見いだすこともなく、テーブルの上にうち捨てられたように放って置かれた。「ピカソは、医師であった叔父サルバドールという存在のおかげでしか、目覚めることはなかった」（パラウ・イ・ファーブル、アリス・ミラーの引用から、一九八八）。二番目のトラウマ的出来事は、ピカソが三歳のときであった。それは一八八四年十二月二十五日の夜の九時〜十一時頃に発生した大地震と関連する。家族全員が恐怖に襲われて、あたふたと大慌てで家を離れた。ピカソは後に、ある友人に次のように語っている。「私の母は、頭にスカーフを巻いて陶然としていた。私は母のそのような姿を見たことがなかった」（同掲書）。彼の父親は、暗闇のなかで家族を反対側の街はずれにまで導いて、ピカソが行ったことのないような場所で仮住まいをした。実際のところ、ピカソの父親には、投宿した建物は岩壁の上に基盤が支えられて、非常に耐震力があるようにみえた。三番目の衝撃的な出来事は、その三日後に起こった。身ごもっていたパブロの母親が、ピカソの妹を産んだのであった。彼女はロラと名づけられた。

「地震と、自分の周りの人たちの激しい恐怖、身近に起きた死と、妹の出生が、幼いピカソに、自分が世の中に到来、出生したというトラウマを荒々しく呼び覚ますことになった」と、いみじくもアリス・ミラーは記している。さらに、「ピカソの父親が、幼い彼を長い行程のなかで育んでいる間に、マラガのビクトリア通りでいったい何が起きていたのか、私たちは正確には知る術もない。だが、それについて十分に想像することができる」と、著者は述べる。「確かに、その子ども（ピカソ）は、ひっくり返った馬や、気のふれた表情や、あちこちで彷徨《さまよ》える子どもたちの姿を目撃して、激しい恐怖の叫び声を聞いていたのである」。アリス・ミラーは、ピカソの作品のなかに、こうした彼のトラウマの痕跡を見いだしている。それはたとえば、《ゲルニカ》のなかの涙にくれる女の表情や、晩年の作品で描かれたデフォルメされた裸婦像のなかにみることができる。ピカソの、この創造的能力と、彼の共産主義活動への参画――ある時期、大多数の知識人たちによって、共産主義は万人に奉仕する進歩の力《フォース》であるとみなされていた――とを近接させると、ピカソという人間は、非凡なレジリエンスを発揮した印象を受ける。つまり、彼の作品のなかにしばしば可視化されているユーモアの他にも、社会的成功、創造的能力、そして愛他主義などがみられるのだ。今から二十年ほど前までは、ピカソについて、このような（好意的）考察に留まっていられた。ただ問題は、ピカソの孫のマリーナによれば、この「レジリエント」なピカソが、「非常に操作的で横暴な人物、破壊的であり、他人を食い物にするような人間」であったことが、今になってわかってきたことだ【56】。ピカソは、他方では見事なほど、自分の幼少期のトラウマのイメージに絵画的様式をうまく与えられた人間であった。だが明らかに、彼を愛する周りの人たちを侮辱したり、こき下ろすことにも快楽を感じていた。このような状況に直面しても、「トラウマ後の再構築」を語ることにはまったく都合が良い。だが反対に、成功したレジリエンスについて語ることに意味があるのだろうか？　ピカソは、多くのパーソナリティ特性を呈していた。とくに、次々と変わる妻やその子どもたちとの関係をみると、「レジリエンス」を描くために用いられた魅力的なパステルの色調とはまったく相容れないものがある。

このことは、ひとりの著名な画家の事例を明らかに超越した問題である。二十世紀の歴史は、トラウマに満ちあふれている。それらは一見、その世代の人々によって乗り越えられたかにみえる。だが、トラウマの影響は、その次の世代に波及していく。たとえば、一九一八年に第一次世界大戦で敗北したドイツは、戦後、驚くほどのスピードで復興したが、一九四五年には再び敗北を喫することとなった。二つの大戦の時代、大殺戮が、生き残った者たちにさほどの混乱をきたさず、彼らの「跳ね返り能力」を妨害しなかった事実は、奇妙にすら映る。今日、生き残った者の子孫たちの証言によって、第一次世界大戦の戦場から帰還してきた男性たちが、まさに「生ける屍《しかばね》」であったことが知られるようになった【79】。彼らは自分の子どもたちを、今日では想像するのが困難なほど冷淡で暴力的な雰囲気のなかで育てていた。こうした男性たちは、公的生活では満ち足りた効率的な生活を送り、友人もいて、仕事上でも能力の高さを示していた。問題は情動的に制御されて、公的活動では目覚ましく有能な感覚を発揮するのに、私生活は破滅的《カタストロフ》であることだ。彼らは、自分の子どもたちを、非常によそよそしい家庭の雰囲気のなかで育て上げていった。そのため、子どもたちの方は、人間らしい感性を発展させる機会をほとんど得られぬまま成長した。その延長として、第一次大戦の生還者たちは、心の均衡を欠いたまま、自分たちの子どもを第二次大戦の戦場へと送り出すことになった。

我々は、「レジリエンス」についての価値判断が、その言葉に恣意的に選択される意味の定義づけにどれだけ依拠しているかを理解してきた。もしも社会的効率や適応方略、そして仕事で得られる喜びを、第一義的にまず優先させるものとするならば、第一次大戦の塹壕《ざんごう》戦の戦闘員たちの世代は「レジリエント」であると示されよう。だが、もしも今日、息子や孫たちの世代を通じて知られる彼らの私的生活も考慮に入れて判断すれば、彼らはまったくレジリエントではなかったと言えるであろう。なぜなら、誰もが公的生活のみならず私的生活をも営んでいる。おそらくは後者の方が、身体化症状やうつ病以外にも非現実的な知覚へと撤収したり、さらには周囲の者さえ知らないような違法または倒錯的行為に耽《ふけ》る場となるからだ。

公衆衛生的視点から見ると、ある世代できちんと扱われなかったトラウマが、その次の世代にいかに波及するのかを強調することは、確かにあまり良いやり方とはいえない。そうすることは、共同体から十分な支援を受けてこなかった犠牲者たちの後裔たちに、邪《よこし》まな考えを提供することになりかねない。こうした後裔たちは、ひどい扱いを受けてきた親の側から被った劣悪な世話や虐待があった場合に、自分たちの権利としてトラウマの波及という名目での援助を要求することさえある。どのようなケースであれ、ある個人の「成功したレジリエンス」や「レジリエンスの好例」について語る際には、その公的生活のみならず、私的かつ内面の生活についても理解する必要がある。それに、誰もそのことを（レジリエンスであるかどうか）主張できない以上、そうした表現や、それらがもたらす誤謬を避けることが望ましい。とりわけ、いかにして数世代にわたってトラウマが波及してゆくのかを我々から覆い隠すような場合はなおさらである。

Ⅲ　主体と環境との相互関係の複雑性を見誤ること

一般的に、ある水準《レベル》の満足のゆく生活であると、トラウマを生じた後に、より迅速に「跳ね返る」ことができると信じられている。ただ実際、ことはいっそう複雑である。まず第一に、重篤なトラウマの後に、自ら再構築を始めるうえで最低限の物質的快適さは不可欠であることは確かである。たとえば、家族をすべて失ったルワンダの大量虐殺から逃れたツチ族の人たちにとって、雌牛や小さな畑を所有することは、トラウマを乗り越える可能性を増すことのできる主要な要素であった【9】。

しかし、快適さがよりいっそう増すと、しばしば過去の恐ろしい怪物〔トラウマ〕の回帰が助長される。家族の大部分を失いながらも大虐殺から逃れた人たちは、数年の間は、自分たちが体験した惨事をほとんど忘却し、生きながらえつつ働いて生活を再構築できる。しかし、彼らの生活水準が、家を構えたり、家庭や職業を得るなど、満足のゆくレベルとなったとき――つまりは、「問題が解決した」ようにみえると――彼らが受けたトラウマにまつわる症状が出現することも稀ではない。つまりは、悪夢や不安、身体的疼痛、不眠、食行動異常といった問題である。それはまるで、人間が自分の被った惨事をさしあたりわきに置いて、生存競争に全エネルギーを動員することを強いられたかのようである。

つまり、重篤なトラウマの影響を被った者が、再構築の途上にある国家のなかでその問題を解決したようにみえても、再構築された国家のなかでも同じように解決してゆける保証はどこにもない。困難な環境は、その者たちに過去の怪物をわきへと隔てておくよう促す一方で、より平穏な環境になると、その手綱が緩んでしまう。そして、この回帰がよりいっそう重篤であると、二度目の時間の際に現われる障害は、しばしば、過去とつなげることがもはや不可能となる。なぜなら、それは「沈黙の過去」となったからである。これはまさしく、カンボジアでかつて起きた虐殺について、リティ・パニュ(Rithy Pahn)監督が制作した映画[1]が私たちに語っているとおりである。

加えて、ある者が自らの再構築を始めようとするとき、環境が提供してくれるものから恩恵を受けながら、その作業を行なうばかりではない。その者はまた、今度は自分がトラウマに多少なりともより抵抗力を発揮できるように環境を変化させもする。したがって、以下のような三つの場合が考えられる。

・主体の「レジリエントな」行動は、自分の環境を何も変えずにいる。それはたとえば、トラウマを受けた者が、孤立型または個人主義的な活動を優先して自らを再構築していく場合である。つまり、自らの環境の能力(可能性)を、いかなる意味でも将来的なトラウマに抵抗できるように変えようとはしない。

・主体の「レジリエントな」行動が、自分の環境に対するストレス因子を構成する。これはたとえば、生活する世界に対して迫害的または攻撃的な態度に発展する場合である【87】。したがって、そのような行動は、新たな攻撃に抵抗するための自ら固有の能力を強化するたびに、自らの環境を脆くする原因となる。

・主体の「レジリエントな」行動が、さまざまなトラウマに抵抗するために周りの人たちの支援の可能性を増強する。これは、愛他的な活動にもっぱら取り組んだり、もっと簡潔にいえば象徴化する能力を発展させる場合である。

こうした行動の帰結として、レジリエンスがどこから生じるのか、由来は何かを問うよりも、レジリエンスが何の役に立つのかを自問した方がよいことになる。換言するなら、「自尊心の高まりから恩恵を受ける」ことにより、「ヨガをする」、「安心して住む」などといった「防御因子」の項目リストを並べるよりも、それらを、集合的レジリエンスの促進因子、妨害因子といったふうに区別するほうが望ましい。集合的レジリエンスの促進因子とは、もっぱら相互性に基づく欲望である。妨害するのは、統制《コントロール》と支配する欲望のもとに配置される因子である。

そして、そのためにも個人または環境の軸に拠って推し進めた思考方法を盲信するのではなく、個人と環境の相互作用を優先する必要がある。フロイトが前提とした通り、心《プシケ》は各個人の頭のなかにあるのではなく、環境に存在するわけでもない。それはたとえ、個人がときには自己の一部分を周囲の対象(物)に委託しているとしても、である(S. Tisseron, 1998)。二十世紀という時代は我々に、個人の確立できる対人システムと精神状態との緊密な関係性を示してきた。二十一世紀は「二者の間《あいだ》 entre-deux」と

---

(1) とくに『焼けた劇場のアーティストたち』(*Les Artistes du théâtre brûlé*, Arte 放送、二〇〇四年)を参照のこと。

いう概念[2]を構築すべく専心する必要がある。「レジリエンス」という言葉は、この要請から我々を遠ざけてしまう危険性がある。とりわけそれは、レジリエンス概念を、アタッチメントの早期関係における内在化モデルと関連した心的能力として考えようと企てたり、トラウマとその対処法との間に介在するものとして配置された場合に生じる。しかも、この仮説は、ある一つの解釈と類似している。それはニコラ・アブラハムによる、厳密にいうと精神分析的アプローチ【1】である。好意的で思いやりがある、または意地悪く悪意のある両親のイマーゴは、トラウマ的状況下で再賦活化される。これは、アタッチメント理論によって焼き直された解釈がなされている。こうした理由で、この仮説が提示する問題は、早期の相互作用を高く価値づけするものの、その他のすべてを過小評価するモデルに依拠することになる。トラウマに抵抗したり、トラウマ後に自ら再構築する能力というのは、遺伝的形質や早期発達に従属して備わった心的素質ではない。それはつねに、ある主体の心的可能性と、それがあるタイミングで現前化する際に（それ自体が数多くの因子に依拠する）、環境が提供するものとが交差する地点に位置づけられるものである。

Ⅳ　創造性を理想化し、分裂《クリバージュ》の平凡さを見くびる危険性

レジリエンスという言葉は、ときに、分裂《クリバージュ》を超越し、「昇華」とされるものに到達するやり方ともつながる。この昇華という言葉は、社会的な禁忌で規制された性的欲望を処理する方法を表わすものとして、フロイトによって提唱されたことに留意しておく必要がある。昇華というプロセスによって、それらは「脱・性化」されて、教育といった表面的には性的内容ではない課題にエネルギーを活用できる。無論、トラウマの影響に順応するようなやり方を表わすのに、同じ「昇華」という用語を使っても何ら支障はない。言葉とは、結局のところ生きて発展していくものだ。問題は、それによって我々が、トラウマ後の「昇華」は性的欲望の昇華と等価であると信じ込む危険性があることだ。そこで、重大な相違が、この二つの昇華を対立させる。性的欲望の昇華は、文明化された社会生活の土台に据えられる規範である。これに反して、トラウマの場合には事情はかなり異なる。分裂は規範となる一方で、トラウマ

（2）たとえば、「転移」とか「逆転移」といった言葉の曖昧さに終止符を打つべく、マリア・トロックはレゾナンス（共振 résonance）という用語を提唱した（一九七八）。同様に、ルネ・カエス（René Kaës）は、それらについて「仲介概念 concepts intermédiaires」と呼称して独自の概念を展開しようと試みた（一九九三）。

の「昇華」は、むしろ例外的である。

1　機能的分裂

トラウマ的経験に呼応する分裂は、まずもって機能的である【67】。同化・吸収しきれない経験に直面した人は、そうした経験に関与した感覚や感情、身体の状態、ファンタスムを自分の心の一部分のうちに閉じ込める。このプロセスには、二つの利点がある。主体をさしあたって保護できて、後から、とりわけ思いやりがあって配慮のできる対話者がいれば、その経験に立ち戻ることもできる。残念ながら、トラウマが重篤であるほど、対話者はおそらく、それがますます困難であることに気がつくであろう。大量虐殺の生還者たちは、およそ誰も彼らの経験を聞きたがらなかった――しばしば、いまだにそうであるが――ことを語っている。彼らが話すべき内容は、相手をひどく惑乱させるのである。したがって、分裂がうわべだけの方法で被包（嚢）化されると、いつかそれを解除しようとしても、そうした試みをすべて徒労に終わらせる危険性がある。分裂が機能的とは、持続性をもつということである。

2　自らの分裂とともに生きる

被害者たちは、しばしば、忘れることを望んでいる。アニー・フランク（Annie Frank）は、彼女の患者のひとりであったユダヤ人男性患者の祖母について語っている。その女性は、ワルシャワのゲットーから逃れて生還できたが、その体験について語ることを拒んでいた【31】。その青年はある日、祖母に直接その体験についてたずねてみた。そうしたところ、その祖母は、青ざめて憔悴したように顔をゆがめると、冷たい命令調の口ぶりで青年に次のように答えたという。「ここからすぐに出て行きなさい」。加害者側もまた、しばしば似たような状況にある。彼らは、歴史上、祖国やしばしば国際社会からも否認されている。彼らもまた、そのような出来事が二度と再び到来しないようにと願っているのだ【2】。それは、コンスタンチン・コスタ゠ガヴラス（Constantin Costa-Gavras）監督の映画『ミュージックボックス *Music Box*』において、旧ナチスのかつての拷問者が、自分の娘の質問に答える形で語っていることだ。「自分がやってきたことを忘れようとするのに、私は人生のすべてを費やしてきたのだ。それなのにお前は、私がその体験を思い出すことを望んでいるのか！」

つまりは、犠牲者も加害者側も、トラウマに対して分裂という同じやり方で自らを守っているということなのだ。この心的な道具《ツール》は、自分が被った拷問と同じく、それを犯した罪の忘却をするうえでも利用できる。それがゆえに、レジリエントな者たちの「素晴らしさ」について語ることは非常に問題となる。レジリエントな者たちが、自らにとって良いとか悪いとかいえるものではない、同じ心的機制をきわめて頻繁に用いている点を見逃す危険があるからだ。それはまた、（分裂が）美しいものでも醜いものでもない、という視点をも見失われる危険性がある。

分裂は無論のこと、トラウマ後に自らを再構築するやり方というよりも、トラウマを生き延びる方法を構成している。だが、精神分析家たちが喪の作業に関して昔から指摘してきたように、心的な再構築には決して終わりがなく、分裂が決して完全に解除されることもない。ひどいトラウマを受けた人には、いつも多少なりとも、自らの奥底に異質の身体が埋め込まれている。(3) 最も現実的なのは、かつてのトラウマ受傷者たちに、自らの分裂について、それが何かそこにあるものであるということ。分裂とともに、あまり終止符を打とうとはせずに生きてゆくことを学ぶ必要性について確実に理解させることである。トラウマを受けた人が、自らを表現するときに自己同一化できる能力は、すでに良好な振る舞いなのだ。〔この節で説明されている分裂《クリバージュ》という正常な防衛機制の意義については以下を参照。『「ひきこもり」に何を見るか』二二〇頁、『恥──社会関係の精神分析』〕

V レジリエンスを予測するリスク

ここで繰り返し述べるが、レジリエンスのパイオニアたちの仕事、とりわけエミー・ヴェルナー、ノーマン・ガルムジー、マイケル・ラターたちの研究は、トラウマの影響を減弱化しうる諸因子の存在について関心や注目を促した点で大きな功績を残した。したがって彼らの業績は、臨床家たちをある種の悲観主義《ペシミズム》——諦めていた者たちにとっては——から脱するための手助けをした。そしてまた、リスクにしか関心を向けずに個々の可能性を過小評価する方法論上の偏りを見直すことを促したのである。パイオニアたちの業績はまた、各人が自らを犠牲者とみなすのではなく、「そこから抜け出して打ち克つ」能力を信じさせて、個人の責任性の概念についての新たな射程を提示した。「打ち克つ（抜け出す）」とは、「ひとりで切り抜ける」という意味ではなく、むしろその逆である。というのも、こうした同じ研究者たちが、環境の役割についても再評価を促したからである。誰もひとりでは何もできない。そして多数の影響因子が、個々の心的構築に関与している。遺伝的、歴史的、家族、環境の諸因子が、つねに変動的な相関性のなかで相互の影響を強めたり失効させる。

レジリエンス研究の隆盛期を過ぎると、マイケル・ラターのように、研究者たちのなかにはレジリエンスを放棄して、別の分野へと関心を移した者もいる。だが、彼らの研究精神は今日、脳可塑性の研究

（3）ニコラ・アブラハムとマリア・トロークが「自我のなかの包摂（inclusion au sein du Moi）」（1974）と名づけて展開した概念である。

に見いだされる。こうした脳科学研究もまた、いかなる要素も作用を及ぼしておらず、誰もが自ら気づいていない相当な可能性を秘めていて、それがトラウマ後に自ら再構築することを可能にするだけでなく、誰もがその可能性を実現できるような支援を必要とするものだ。

問題は、ひとたびリソースの役割がはっきりすると――もしくは「レジリエンス」がすでに容認された観察事実として好まれるようになると――言葉の意味合いは変化する点である。レジリエンスという用語は、「トラウマに抵抗して、トラウマ後に自ら再構築する能力」を説明づけていたはずが、いつのまにか予測の意味まで付け加わるようになる。

また、確証としてのレジリエンスは、人間の類型《ジャンル》についての陳述を生みだすことになる。「こうした人のタイプは、自分の受けたトラウマ後にレジリエンス能力を発揮した」といったふうに。ここでの説明としてのレジリエンスは、また別の説明も生みだす。「その人には、このような状況下で反発できたレジリエンス能力がある」といったふうに。ついには、予測としてのレジリエンスは、以下のような陳述によって理解される。「この人は明らかにレジリエントである。だからトラウマが生じても、きっと困難から抜け出して打ち克つことだろう」。しかし、これら三通りのケースが、同じ意味のレジリエンスを指し示していないことは明白である。現実的にみて、トラウマ後の再構築の素質《クオリティ》を判断することはつねに困難である。また、観察された事象について、原因や因果関係の説明づけとして呈示することは不確実であり、将来的にこの能力の予断を下すことは不可能である。だがここで、いま一度レジリエンスについて書かれた内容に立ち戻ってみよう。

二〇〇一年に、子ども財団（Fondation de l'enfance）の枠組みで、(4) ある作業グループが集結して、レジリエンスについて次のように定義づけられた。「混乱させるほどの出来事や、深刻で重篤なトラウマが存在し、困難な生活条件のなかでの、ある人、あるグループ（集団）の能力、または自ら発展したり、将来に向けて自ら計画をする能力のこと」。この定義は、残念ながら、ある本質的なポイントが問題として残されたままである。それは、いったいそう判断するのは後験的《ア・ポステリオリ》か先験的《ア・プリオリ》なのか、ということだ。換言すると、レジリエンスという言葉を、ある人やグループの、トラウマがあっても「上手にうまく」自ら発展させることを表わす能力の観察に留めておくべきなのか？　それとも、レジリエンスとは混乱させるほどの出来事に抵抗する、ある人やグループに対する予測的方法を通じて付与しうる性質をもつのか？　予測的方法とは――定義する余地のある基準に従ってだが――商業取引などで利用可能ないくつかの素材に対するレジリエンス指数とでも語られるようなものである。

(4) この作業グループは、ボリス・シリュルニク、ジャック・ルコント、ミシェル・マンショー、スタニスラス・トムキヴィッツ、ステファン・ヴァニステンダールら多くの専門家によって構成された。

このように定義づけた専門家たちならば、もっとはっきり言い切ることも容易であったはずである。彼（女）たちがもしも、レジリエンスをトラウマ後に確証されうる観察的事実と考えていたのなら、次のように記述すべきであった。「（レジリエンスとは）……トラウマを受けた後に、ある人やグループが、自ら発展していくうえで示される能力などのこと……」。そしてもしも専門家たちがレジリエンスについて、トラウマが生じる以前に予想可能なものと考えていたのなら、次のように表現すべきであったろう。「（レジリエンスとは）……ある人やグループが、自ら発展していくうえで予想できる能力などを指す……」。この二つの場合に、それぞれ引き起こされる問題は、まったく異なる。実際、もしも二つの可能な定義のうち前者を採用すれば、レジリエンスの判断は後験的《ア・ポステリオリ》となる。この場合の主要な困難さは、「良好な」発展を遂げる判断基準《クライテリア》について合意して取り決めることであろう。その基準は行動主義的な項目で構成されるか、それとも実践される特殊な心的プロセスに基づいたものだろうか？　続いて、もしも前述の二つの定義のうち後者を採用すれば、――その際、レジリエンス能力はトラウマが生じる前の、ある人やグループについての予測となるが――その判断基準の定義は明らかにまったく異なったものとなる。このあやふやさが、以下の二つの誤解を生じることになった。

第一の誤解は、確証概念――それは、関与した諸因子に関する問題をそのまま残しているが――と説明概念との混同にある。第二の誤解は、説明概念を予測概念のなかに巧みに織り込んでしまった点である。それはまるで、ある人たちの「レジリエンス能力」について、それが実際に行使される前から認められることが可能であるかのように。主体のレジリエンス能力を予測することが可能な「レジリエンス評価テスト」の開発に取り組んだ現行の実証研究に散見されるのは、まさにこの論理である。ここで、もう一度繰り返しておこう。トラウマの影響から表面上は解放された人について「レジリエント」であると言明することは、危険性を伴った仮説に準拠している。なぜなら、その人の環境が大きな役割を果たし得たはずだからである。そしてまた、ある人についてレジリエントであるから今後起こりうるトラウマの影響に適応かつ創造的な仕方で応答できるはずだと言明することなど、純粋な思弁にすぎない。

「レジリエンス」という同じ言葉が、確証（観察）、説明、予測という三つの異なる意味合いで用いられている事実が、明らかに出口の見えない混乱の源となっている。ときには、言葉の使用される文脈が、我々の助けとなろう。「レジリエントな行為」について語る者は、よりトラウマ後（心的外傷後）の論理のなかに位置づけている可能性が高い。トラウマに抵抗する能力は、その他の価値づけの説明や判断なしに、それだけで確証される。「レジリエンスの過程《プロセス》」について語る者も、トラウマ後（心的外傷後）の論理のなかで位置づけられる。だが、トラウマの影響から自らを守ることを可能にする過程が、トラウマを受ける以前から始まっていると考えるならば、それはトラウマ前の文脈のこともある。しかし、その他に何ら規定することもなく「レジリエンス」について語る者は、レジリエンスが予測できると信じ込ませることで、読者や聴衆の混乱を増幅させる可能性がきわめて高い。極論すると、レジリエンスは、トラウマの影響を乗り越える能力を説明するために援用されることになる。かつて十九世紀に、アルコール依存症者が飲酒の誘惑に抵抗することを説明する際に、「節制」が引き合いに出された事実といささか似ていよう。

Ⅵ　予測的な予防法の危険性――レジリエンス評価テスト

精神科医のリュシアン・ボナフェ（Lucien Bonnafé）〔一九一三～二〇〇三年、フランスの戦後セクター精神医療に参画した中心的な精神科医、活動家のひとり〕は、一九六〇年代初頭にエッソンヌ県で精神医学的な予防実践を試みようとしたとき、当時の公的権力側の巨大な抵抗にぶつかることになった。ボナフェの実践は治療とはいえなかったために、そのような活動への財政的援助はまともに取り扱われず、当の後見人や監督者たちも、どのように体系化すべきか皆目見当がつかなかった。たとえば、リュシアン・ボナフェが、アルコール依存症の両親の子どもが将来アルコール依存症にならないためには、授業の個人補習が有用であると考えても、誰もその意義を理解しようとはしなかった。両親が躁うつ病を患っていたある少女に、望みどおりダンスをやらせることが発症予防に有用であるとボナフェ医師が主張したところで、せいぜい狂信家扱いか、ひどい場合には気がふれているとしかみなされなかっただろう。社会生活のすべての領域を包括する予防というイデオロギーは存在していたが、そのための道具《ツール》に欠けていたのであった。レジリエンスは、そうした道具を提供したのである。

ある意味、それは結構なことでもある。最近になるまで、たとえば、治療施設のなかで写真を活用しようとしても、後見人や監督者らに受け入れてもらう術《すべ》はまったくなかった。写真を利用した活動が、利用者《ユーザー》のレジリエンスを増すことを公言できるようになり、そのうち実践されるようにもなった。ただ、それには代償が必要であった。救済手段が、さらにひどい結果をもたらす危険性すらある。というのも、レジリエンス概念は、その証拠《エビデンス》を示すことが求められるからだ。そこにこそ、「レジリエンス・テスト」がきわめて重要な役割を果たす。こうした視点からみると、「レジリエンス」は、幸福な将来が約束されているかのようである。レジリエンスという名のもとに実施された研究は、実際のところ保険会社やさまざまな予防機構に向けて、それまで誰がどのように手助けすべきかわからなかった側面に欠落していた基準を提供することになる。「レジリエンス」は、公共権力側にとって途方もない賭けに出ることになる。たとえ権力の側に、そのことがつねに意識されているとは限らないとしても……である。

1 「レジリエンス」の諸基準《クライテリア》

こうしたテスト(検査)に関与する者たちは、以下のような一連の三つの問いに直面することになる【58】。

一、レジリエンスについて、記述的な基準を優先するべきか、それとも、心的機能の全般的評価に準拠すべきか？ 前者の場合は、調和的な社会化、「親性」、不満のないカップル生活、などを基準として実施することになる。だが、トラウマを受けた年齢やトラウマの性質について考慮する必要があり、また「偽性レジリエンス」を優先させてしまう危険性もある。後者の場合には、色々な治療学派が、それぞれ独自の評価スケールを作成する危険性が生じる。明らかに最善の方法は、これら二通りの評価を同時に実施できることであろう。だが、両者の方法を、どのように重ね合わせて両立させればよいだろうか？

二、レジリエンスの評価や判断を誰が担うべきか？ それらは、自己評価尺度を通じて主体自らが行なうのか、それとも別の無関係の臨床家が他者評価するのだろうか？ あるいは、しばしば本人以上にその人のことを知悉している近親者たち、つまり配偶者や子どもたちによって評価されるのか？ ここでもまた、周知のとおり、最善の回答は、これら三つが不可欠であると答えることだ。だが、どのような基準に準拠すれば、得られた結果を比較したりすり合わせて、満足のいく統合をなしえるだろうか？

三、ある人がまったくレジリエントではないと認められた場合に、その主体が遭遇するであろう潜在的リスクについて考慮する必要があるだろうか？　ルター（Luthar）【60】は、主体にとって不都合な出来事に遭遇した場合のリスクにあわせて、レジリエンスの基準を調整すべきと提案している。そのためにルターは、出来事の主観的なインパクトよりも、むしろ出来事の外的な暴力性を考慮に入れるという選択をしている。たとえば、両親が躁うつ病の精神病理を患っているために、その子どもが将来的に気分障害を発症させるリスクを呈するとき、レジリエンスの主要な基準として考慮に入れる必要があるのは、情緒面の自己統制および精神科的問題の回避である。ルターはさらに、環境の害毒性の度合いに応じてレジリエンスの基準を調整することを提唱する。たとえば、DSM－Ⅳ〔アメリカ精神医学会の精神疾患の診断・統計マニュアル第四版〕の診断基準に従って、環境が非常に厳しく破滅的なほどストレスフルとみなされれば、平均に近い適応レベルでも「レジリエンスである」と語るには十分であろう。その反対に、リスクがそれほどでもなければ、学業や職業上で華々しい成功を前にしたときにしか「レジリエンス」を語ることはできない。この言葉を、他のもっと重篤な人たちが遭遇する現実のトラウマ的文脈だけに留保するレジリエンスの推奨者たちもいる。リスクがそれほどでもない場合には、レジリエンスだと語ることすら拒まれるだろう。

四、だが、こうした上記三つの問題に、以下の四番目の問題が付け加わる。レジリエンスをあらゆる次元で理解するためには、システミック・アプローチにおける所与の条件を個人の臨床の場合と交差させることが重要である。ストレスやカタストロフを経験した共同体のなかでは、自分たちのグループのレジリエンスを、より高次のレベルで維持するために自らを犠牲として差し出す者たちがいる。いわゆる「ヒーリング・リーダー」〔原語はToxic Handler。「毒性を扱うのを手助けする者」から転じ、自らを犠牲とする者の意〕【83】の存在である。この観点からみると、こうした者たちは、危機にある家族における「選任された患者」と同じ役割を果たす。この用語から、システミック理論派の治療者たちの以下のような説明が想起される。それは、ある家族のなかで症状が進展するメンバーは、家族の他の構成員たちが、困難な状況でも総じて元気でいられるために、自らすすんで発症するというものだ。「うってつけの患者」は、自分の周囲に対して配慮と連帯の連鎖を動員させる。その連鎖のおかげで、家族の全メンバーは、その患者のこと以外に何ら他に問題はないとする幻想のなかで生きていくことができ、その患者に支援を受けさせるという同じ懸念を共有できる。施設や集団性においても同じことがいえる。「調子が悪くなる」人は、現実として、そのグループが正しく機能できるように仕向ける。つまり、意識的にも無意識下でも、その人にグループ参加者全体の苦悩が背負わされるのだ。破綻する人のパーソナリティは、仲間たちに対して強烈な憐憫の情のこもった態度を進展させてきたことは別にしても、である。こうした態度が、ついにはその人の情緒性を疲弊させて感情的閉じこもりを惹起する。この危険性は、治療や援助職の専門家、ソーシャルワーカー、または戦争や自然災害の被災地域での緊急支援活動チームのメンバー内でもしばしばみられる。だが、近しい者たちの苦しみに対して、強烈な共感を体験する人たちはみな、同じリスクを冒すことになる。耐えられないほどの情緒的負荷に直面すると、レジリエンスに不可欠である心的・対人関係上の可塑性をきわめて困難にしてしまう。したがって、パーソナリティのこうした破綻は、その者が集団性にもたらしてくれた効果的支援の招いた結果である。

こうした二つの理由から、ある主体のレジリエンスの欠如を示しているようにみえる態度は、現実にみると、その人が所属しているグループのレジリエンスに意識的にも無意識下にも寄与していることがわかるだろう。

2 社会的統制《コントロール》が強化される危険性

いよいよ「技術面」の議論に入ろう。だが、そこには未解決のまま残された議論がある。それは倫理的とか、あるいはお好みならばポリティクスと称される類いの議論である。まずは、基盤となる食事や衛生上のニーズを満たすことが、レジリエンスの構築や維持に寄与する。危険なのは、そうした決定権を持つ者たちが、個人の弱さを引き合いに出して社会問題から目をそむけることではない。むしろ心理学や、さらには正義といった理由から社会問題が扱われようとする点である。そこには、いっそう重大な問題がある。疫学者たちが示唆してきた防御因子の存在に注意を向けることと、「リスクあり」と想定された個人に対して、予防的方法でそうした諸因子を標定すべく評価テスト・バッテリーを準備することはまったく別物である。心理社会的な予防領域のなかで生まれた言葉が、科学者たちのなかに、パーソナリティ検査から鑑みて、公衆衛生学上の評価全体を再考する計画をふくらませた。そうした検査では、リスクと同様に防御領域における集合的因子のほかにも、独特のパーソナリティや、高度な象徴化能力を保有する親をもつといった個別因子までも考慮される。こうしたリスクが非常に大きいゆえに、残念ながら我々は、個人の健康衛生を社会衛生と混同させてしまいかねない社会に生きている。そのことは、二〇〇三年に発行された国立医学アカデミーの報告書が示すとおりである。[5] そのなかで治療／ケア soin とは、WHO（世界保健機関）が語るような「身体的、精神的に健康な状態」を保障するやり方ではなく、「暴力性の低下が期待される」、「リスクを伴う行動を減らす」条件として定義づけられた。換言すると、人々の健康に注目した治療の定義から、社会そのものの健康が想定される概念へと移行しているのである。そして、その治療理念に、もっと上手に迅速に到達するために、同アカデミーは発育上の障害について広範囲な早期検診の組織化を提案している。そこでコード化された検査結果は、自由処理及び自由に関する国家委員会（CNIL : Commission nationale informatique et libertés）が推奨するように児童が六歳に達したら破棄すべきではなく、個体を生涯的にフォローすべきとまで明確化している。こうした危機に直面して、我々は、個体それぞれに固有のリスクや防御因子に関する研究が、いったいどこまで我々の私生活をおびやかす根源とならないように実施できるのかを判断する必要がある。それは、資料データの情報化によって、人々が容易にアクセス可能である以上なおさらである。近未来に「無残な修正・悲痛な見直し」を行なうことになるのを回避すべく、今からでも遅くはない。我々は、レジリエンスを問題化すること――つまりはその肯定的・否定的双方の側面を同時に認めること――を学ぶ必要がある。

もちろん、社会予防という名目のもとで今日発展している社会的統制というイデオロギーに、「レジリエンス」という言葉は必要ない。だが、この言葉が保安上の計画を受け入れやすくする体裁を助長することは否めない。社会的暴力のリスクを減じるため、教育関係者らに早期発育上の障害の検診への参加協力を要請する、などはその一例である。しかも、それが小児の防御力を増強させる早期支援という恩恵が受けられる前提で実施されれば、よりいっそう魅惑的に映る。しかしながら、これら二つの場合、個人の自由を侵害する危険性は同様にみられる。つまりそれは、うつ病も非行も薬物依存も存在しない完璧性を想定した社会を創出するという前提に基づいている。したがって「レジリエンス」概念は、前述のように一般化されやすく（「みんな誰でも抜け出せます」などと）、厳密には正反対に位置づ

（5）「保育園乳児から小学校高学年までの精神保健について」二〇〇三年六月。

けられる企てをも正当化する危険性がある。歴史的にみると、それは過去にもみられたことであろう。

そういうわけで、レジリエンスという言葉が発せられるのを耳にするたびに、我々は次のように問いかけてみるとよい。すなわち、あなたは、いかなるレジリエンスについて語っているのだろうか？ それは疫学者のレジリエンスの語りか、認知科学者、それとも精神分析家、あるいはまた道徳家《モラリスト》の語りであろうか？ そしてまた、あなたはトラウマ後に観察されるレジリエンスについて語っているのか、それともトラウマを受ける以前に識別できるレジリエンスか？ すなわちレジリエンスとは、一種のパーソナリティ検査である。「君がどんなレジリエンスを語っているのか話してごらん、そうしたら君が何者であるかを私が教えてあげよう」というふうに。レジリエンスとは、その人の政策上の方向づけがわかる格好のテストでもある。

結語

「レジリエンス」という言葉は、人間存在に向けた本質的な息吹きを具現化させる。劣悪またはトラウマ的環境に抵抗し耐えうる、またはトラウマ的出来事を乗り越えられると信じる者にとっては、それは新たな出発となる。だが本書では同時に、そこから派生し偏向してゆく危険性と、それによる誤解の甚だしさについても触れてきた。レジリエンスという言葉は、フランスに紹介されて以来、ひどく貶められてきたことから、なかにはそれを用いることすら躊躇する者もいる。だがそれでも、そうやって放棄してしまうのは残念なことであろう。実際、ひとたび言葉が受容されて多目的性・多面性のうちに定義されれば、一つの特異な概念のもとで、通り過ぎてきた非常にたくさんの変動や混乱について思考できるようになる。それはいわば、一四五〇〜一五五〇年代のヨーロッパに影響を与えたさまざまな混乱を、「ルネサンス」の変革として表わすようなものだ。ルネサンス時代と同じように、実際のところ現代は、偉大な科学的発見や技術の進歩と同時に、深遠な変化の由来や起源への気づきによって刻印されている。今日、こうした発展が、レジリエンスを個人のみならずグローバルな枠組みのなかに位置づけている。レジリエンスは、二〇〇〇年代初頭に、巨額の財を築いて成功した商売人たちの支配をまだ免れている。レジリエンスはもはや、心の傷を新たな富へと変化させる奇跡を呼ぶ施療法ではない。そのことは、ここまで読んできた読者には、もうおわかりだろう。レジリエンスは、傷ついたパーソナリティや集団が、それぞれ自由に扱える資源《リソース》を用いて自ら引き受けられるよう、新たな計画を描けるように促す。したがって各々が、それぞれ固有の資源や、自分たちの支えになるような環境資源を見いだせるように促すのである。こうした新たな問題点を明確化すべく、レジリエンスという言葉に関して、しばしば持ち出されるいくつかの問いに終止符を打つことを再開しよう。そうした論議が生じる主要な領域は、精神医学、精神分析、そして巨大な集合的リスク予防という三つである。

I　レジリエンスと精神医学

まずは、レジリエンスという言葉を取り入れてきた臨床家たちを駆り立てる論議から始めよう。そこには、かれこれ一世紀の間、西欧科学に大きな足跡を残してきた五つの大きな潮流を認めることができる。それは、システム工学アプローチ、精神分析、社会心理学、認知行動主義、そして愛着理論である。この観点からみると、レジリエンスは、二十一世紀的イデオロギーに完全に合致する概念である。すなわち、この概念はグローバル（すべて検討できることを主張し、どれも放置しておかない）であると同時に、ローカル（検討された特定の各因子の個々の価値づけを主張する）である。レジリエンスは、二十世紀の西欧的思考に固有の「または〜、もしくは〜」という視点を捨てて、「〜であると同時に、〜でもある」という思考法を取り入れる。[1] こうした論議には、しばしば三つの問いが改めて持ち出される。一つ目は、レジリエンスとは、ほんの小さな、ささいなトラウマであっても、受けた後すぐに「跳ね返る」能力なのか、それとも重度のトラウマの後に自ら再構築する能力を指し示すのか、というものだ。二つ目は、「レジリエンス」への最終的な「対価」は存在するのか、という問い。三つ目は、倒錯的パーソナリティである者に、レジリエンスと僭称させる疾病利得に合意する必要があるのか、という問いである。

（1）S・ティスロン「我が愛しきバーチャル——新テクノロジー時代の思考・愛・苦悩について」アルバン・ミシェル社、パリ、二〇〇八年。

1　跳ね返りか、それとも再構築か？

我々はここまで、レジリエンスがトラウマに抵抗する（耐える）方法ではなくて、トラウマ後に応答する一つの仕方であることを理解してきた。アメリカの研究者のなかには、困難が一つ乗り越えられるたびに、たとえそれが単純な対立や葛藤であってもレジリエンスという言葉を用いるべきであると提唱する者もいる【69】。例えるなら、あなたがもしも車の鍵を紛失してもパニックにならずに適応的な行動を示すならば、あなたは「レジリエント」と称される。これとは逆に、レジリエンスについて、心的に破綻するほどの脅威にさらされた際に、そうした重篤なトラウマ後に自ら再構築する能力のみに限定すべきと提唱している研究者たちもいる【18】。

実際に、こうした議論の対立軸は、言葉のもつ二つの概念というよりも、むしろ二つの形式の実践にある。臨床家であれば当然のことながら、レジリエンスという言葉を、自分たちが受け持つ患者が置かれる極限的状況のみに留保しておこうとする。他方で、臨床に従事しない者にしてみれば、レジリエンスのトラウマに抵抗する能力という意味が、なにゆえ受けたトラウマの大小や多寡に関わらず、すべてに該当しないのかが理解できない。私は臨床家として、この二通りの選択肢のうち魅かれるのは、当然前者の見解である。だがこの選択は、解決にはほど遠く、かえってそれ以上の問題点を提示することになる。難しいのは無論のこと、「これはレジリエンスだ」と語れるほどの「重篤なトラウマ」さらには

「死ぬほどの心的苦痛」という診断基準をいったい誰が定めるのかということだ。とりわけ、トラウマを受けた方が、まさにちょうど乗り越えられたときにである。ある人にとって、一つのトラウマ的出来事が死ぬほどの危険として体験されるとしても、別の人にはそれが同じように体験されない。つまり、すべては主観的判断や認識の問題となる危険性がある。そうなると、レジリエンスという言葉から共有される意味がすべて排除されてしまいかねない。

2　レジリエンスのための「対価」はあるか？

ここでの問いに対する応答は、明らかに前に述べてきたことに準拠する。レジリエンスがもしも、きわめて重篤なトラウマにしか該当しないとするのであれば、レジリエンスを構築するうえで支払うべき対価が実際にあると答えようとするだろう。ひどいトラウマに屈した人は、たとえそれがその人の用いる唯一の防衛機制ではないとしても、一種の「鎧防具」または「甲冑」を自ら鋳造する。危険なのは、この防具がトラウマに適応した反応を示しているとはいえ、人生における別の状況では究極的にハンディキャップとして構成されることだろう。なぜなら、トラウマを受けた主体は、その鎧をもはや自分で脱ぎ捨てることができなくなるからだ。その代わりに、もしもレジリエンスをささいなトラウマに対しても肯定的《ポジティブ》に向き合える能力と考えるならば、支払うべき何かしらの対価がなぜ必要となるかがわからなくなってしまう。

3　倒錯者はレジリエントか？

ジェームズ・アントニーとマイケル・ラターは、レジリエンスについて当初、「衝撃への抵抗力と、逆境的な環境にあっても正常に自己発達してゆく能力」と定義していた。その後に、別の研究者たちが、ラターらのこの定義に納得していないと宣告した。これには、ボリス・シリュルニクが以下のように書いた場合が相当する。「……我々は、〔ラターらの〕このレジリエンスの定義を好ましいと考えなかった。倒錯者もまた衝撃に抵抗力があるのは、自ら感じたり傷つくことがないからだ。倒錯者がその固有の発達を取り戻すのは、他人を犠牲にして自己を開花させるからである」【20】。ただそれでも、レジリエンスという言葉の恩恵から、倒錯者は除外されるとする考えは、以下の三つの問題を提示している。

第一の点は実践的次元で、「倒錯」と呼ばれる人たちの同一化に基礎を置く問題である。倒錯者の主要な特質――あるいは別の見方をすれば主要な欠点にもなるのだが――とはまさしく、どうにかして自らの仮面を剝がされないようにすることである。それができるまでに達すれば、なおいっそう倒錯者たちは、公的生活では体面を保つ。自分に尊敬がつねに集められるように巧妙に位置づけしながら、自らの私生活あるいは内面における倒錯性を留保できるのである。

第二の問題点は、倒錯と昇華との分節化についてである。フロイトの表現を借りて説明すると、まずもって、法の網をくぐり抜けて周囲の者たちを苦しめることを享楽とする「道徳的倒錯者」や、単純に多形的で倒錯的な性をもつ「性的倒錯者」は存在する。だが、この二者の場合に、レジリエンス領域から倒錯が排除されると、昇華と倒錯とが、折り合いをつけてやっていけてしまう点が見えなくなる恐れがある。この二つはトラウマが補修されていく機制であり、相互に排除されるものではない。ひどく重篤なトラウマを受けたパーソナリティが、いくつかのトラウマの痕跡を管理するために昇華を用いたり、そこでまた別の痕跡を扱うべく倒錯に頼ることさえありえる。昇華と倒錯という、この二つの様態の間には、何ら因果関係を認めない。このような様態は、私の道徳的規準に反するとはいえ、きわめて上手に並立しうるのである。

最後に、この選択《オプション》がもたらす第三の問題点は、実践的ではなく理論的な次元である。もしも我々が、社会適応や効率性に焦点を当てたアメリカの記述心理学の定義に異議を唱えるのであれば、他のあらゆる制約や留保にも門戸を広げてしまう危険を伴う。誰もが、各々の理論的、哲学的、さらには宗教的選定に基づいてレジリエンスを判断したくなるであろう。「レジリエンス」という言葉の恩恵から倒錯者は排除すべきである、とボリス・シリュルニクは提唱する。あるいは別の研究者たちの提案では、レジリエンスという言葉を、かつてトラウマを受けながらも他人への配慮と敬意を示せる人だけに留保しようと望んでいる。だが、こうした主張の間に本質的な相違はない。あるのは、ただ程度の差だけである。これら二つの場合、問題となるのは原理の選択である。そして混乱がますます広がっていくと、こうした新たな定義が記述的な歴史的定義を消去しないまま、むしろ古い定義と並立することになる。

Ⅱ　レジリエンスと精神分析

レジリエンスという言葉が一九九〇年代にアメリカからフランスに輸入されるとすぐに、この言葉が精神分析と相容れるかどうかが問いかけられた。実のところ、この問いは、きちんと扱われなかった。というのも、当時、規定されていたレジリエンスの定義は、精神分析の概念からすると何ら目新しい考えをもたらしてはいなかったからである。換言すると、精神分析はすでに、レジリエンスが刷新しようとしていた問題の大部分を説明していたのだ。そのうえ、一般的にみても、レジリエンスという言葉で新たな臨床的概念が記述されることもない。そのことが精神医学や心理学、さらには自己啓発などの諸部門が、手前味噌でそれぞれの概念を持ち寄って述べることを正当化している。精神分析との関係性についていえば、この臨床応用された言葉は、無意識の過程《プロセス》よりも、むしろ自我や防衛機制に焦点を当てた概念にスポットライトを浴びせていた。レジリエンスという言葉が、数多くの精神分析家たちから批判されたのは理由がある。この言葉の意味する運命を完璧に統制できるとする幻想を抱き続けたのは、フロイトの本質的なメッセージではなく、むしろ末娘のアンナ・フロイトによって父フロイトの著作にもたらされた修正された内容を表わしていたからである。それでも、アンナ・フロイトによる二次過程の役割についての理論が精神分析家の関心を改めて引いたとすれば、それは効果的な防衛システムがつねに二つの基盤、すなわち「自我と欲動のプロセス」を必要とすることを明確化した点である。今日、学習過程と自己統制に準拠する認知療法が、無意識を決定的に忘れ去らせる誘《いざな》いとして鳴り響いている。(2) だが実際、精神分析は、レジリエンスという標識が設置された領域について、分析固有の手段を用いて素質《クオリテイ》や力《フォース》について取り組んできたのである。たとえそれが、不幸にもほとんど知られていないようなやり方を通してであっても。私たちは各々、いつでも、ある動きのなかに参加している。それにより、我々は自分たちの心に到来するものに表象を与えるのだが、その試みが第三者 **un tiers** によってまずは取り除こうとしているものと推察される。

(2) ミレイユ・フォニーニ (Mireille Fognini) は、「レジリエンス」の随伴概念として「反発（リバウンド）**rebond**」を定義する【28】。そして、ある現象が、それが生じた原因の消失後も持続する様態を「残存（レマノンス）**rémanence**」と定義することで、議論の暗礁から抜け出そうとしている。興味深い試みだが、これは言葉の曖昧さを支えられなければ、そうした表象を構築することはできない。これが「取り入れ l'introjection」という過程《プロセス》である。この心を豊かにする永続的過程のなかで、新しい経験の要素と、それ以前の経験によって残された痕跡とをつなげることができる。こうした心の練り上げ作業は、第三者と結びつけられる関係性の質や、そこでともに得られる楽しみ（快）と緊密に従属している。ある状況のなかで体験された不快によって、完全な「取り入れ」が不可能なとき、人は自分のパーソナリティ内部に、そうした感情や思考、そして過酷な表象の一部あるいはその全体をしまい込むという対応をする。これが「心的被包化 l'inclusion psychique」である。[3] このように一種の「押し入れ」のなかにしまわれた心的要素は、自身または周囲の人にとっては何か奇妙でずれたような、さらには不安をかきたてる表出を生みだす危険性がある。主体（患者）はそのことに気がつかず、ただ時おり、奇妙な力に圧迫されているように感じられるのだ。

この二つの過程の対立によって、さしあたって次のことが説明づけられる。つまり安定型アタッチメントは、対人関係上の喜び（快）に介入することで安定的かつ構造化された両親の人物像や姿の内在化に寄与する。その一方で、不安定型アタッチメントの形態は、不安を通じて進展して、あまり構造的ではない人物像を介入させていく。それぞれ、前者は取り込みを、後者は心的被包化を促進させる。

快を感じる状況のなかで、ある（対人）関係性のシェーマが内在化されると、それはしなやかな柔軟性をもってパーソナリティに統合される。その反対に、苦悩のさなかで内在化されると、獲得される行動は硬直的なものとなってほとんど発展せずに、学習能力の流動性が失われることになる。

この相違は、研究者らによって「偽性レジリエンス」と称されるものを明らかにする。つまり、偽性レジリエンスとは、心的被包化のもとで構築される社会適応の一形式である。他方で「真性レジリエンス」では、それが「取り入れ」のもとに構築されるものなのだ。

Ⅲ　レジリエンスと集合的リスク

レジリエンスは、当初は素質《クオリテイ》として、次に過程《プロセス》、最後に力《フオース》として順々に定義づけられていった【73】。その後に続いて、今日、レジリエンスとは以下の四つの時点《モメント》にまたがって変化する一つの現象とみなさ

(3) この過程《プロセス》は、時おり「体内化(incorporation)」という言葉で誤って表現されることがあり、それは後年のマリア・トローク(Maria Torok)自身の書いたテキストにも散見される。実際のところ、「体内化」という語は元来、ニコラ・アブラハムによってファンタスムを指し示すうえで用いられた。ファンタスムによって自我の分裂が揺り動かされたときに、トラウマ的状況の断片がいくつか顕現してくるのである。

れる。一、カタストロフの予測と、とくに良き実践の記憶によるその予防／二、カタストロフに抵抗できる（耐えられる）能力／三、能力の再構築と、新たな出発を保証できる新たな態様の下準備、そして最後に四、結果的に生じる身体的・心理的後遺症の縮減と、新たな態様の補強、の四つである。これら四つの位相が集まって最初の位相をつくり上げて、再び新たなサイクルの始動を構成する。

この多面的アプローチによって、我々は、個人のみに焦点を当てた定義づけと、その結果として生じた二つの概念の取り違えから脱することができる。取り違えとは、レジリエンスを個人的素質《クオリティ》と決めつけてしまう永続的リスクと、レジリエンスをトラウマ後の跳ね返り能力とみなす還元主義的な単純化である。この新しい定義は、とりわけ、巨大なリスク管理や公衆衛生領域においてきわめて有用である。実践的には、もはや市民の個人レベルでのレジリエンスの発展を支援するのではなくて、その者たちが属する集団《グループ》の脆弱性を評価して取り扱うことになる。集合的レジリエンスの視点から考慮することは、とりわけ、個人的参画に向けた教育を実施したり、政治的な責任者や関係者らが市民生活から乖離せずに組み込まれることで確実に信頼を得られるよう整備する。また、パートナーシップを至る所で発展させたり、近接関係のみならずインターネットなどを通じて当事者や関与する者すべてが包含されるネットワークの創設を促すことでもある。つまりは、集合的レジリエンスという四番目の定義によって、レジリエンスは新たな装いをもって生まれ変わることになる。それは、「私の」から、「私たちの」レジリエンスへの移り変わりを意味する。たとえば、アメリカの「ロサンゼルス郡地域災害レジリエンス」計画（LACCDR : Los Angeles Counrty Community Disaster Resilience）では、公衆衛生上の危機に直面した際に、以下の四つの梃子《てこ》の力を用いて行動することで集合的レジリエンスの促進をめざしている。一、パートナーシップ／二、脆くて弱い状況にある人への関与／三、教育／四、自律に向けた奨励、である。このアプローチだと、個々のレジリエントな特質を研究するよりも、集合的レジリエンスの条件についての研究が優先される。それにより、レジリエンス研究を、個人の質や支援されたプロセスにのみ結びつける危険性から回避できる。こうした危険性は実際、決して過小評価すべきではない。たとえば、精神保健領域における「ハイリスクな」子どもたちを早期検診するといった考えは、その周囲の人々や環境を可能な防御因子とみなす研究とあわさって、検査や観察があまりに行き過ぎると危惧すべきものとなる。同様に、心理社会的支援チームによって支援される「レジリエンスの導き手」による「援助されたレジリエンス」といった考え方も、一連の相性テストに基づいて選ばれたメンターが自分にあてがわれるとわかった人にとってみれば、それは悪夢へとたちまち変質してしまう。こうした選択肢は、ミシェル・フーコーがその著者『監獄の誕生——監視と処罰』(4)のなかで記述した内容を具体化し、「知の権力」

（4）Michel Foucault, *Surveiller et Punir.*〔ミシェル・フーコー『監獄の誕生——監視と処罰』田村俶訳、新潮社、→

という近代社会秩序の主要な一要素として完遂されてゆく。つまり誰しも、外部からのまなざしに基づく秩序が張り巡らされ、それらが想定した規範性の命令や要請の内在化が促されるのである。

いまや、国民に選ばれた政治家たちや社会の務めは、集合性に焦点を当てたレジリエンスの第四の定義を迅速に把握して、能力《コンペタンス》全体を動員することによって新しい世代を協動的文化へと目覚めさせることにある。(5) それは、市民の連帯を奨励したり能力を強化することから、得られた経験を固定しながら、市民が予測する、抵抗する、適応する、対処しつつ立ち直ってゆく——ことへと移り変わることだ。「レジリエンス」という言葉を人間に実用しようとすると、解決する以上により多くの問題を生じさせる。そうだとしても、反対に、公衆衛生や集合的な予防領域で応用すれば、きっと有望な将来性が見込めるだろう。これは結局のところ、さほど驚くべきことでもない。というのも、レジリエンスという言葉は、そもそも一九五〇年代に疫学研究という懐《ふところ》のなかで胚胎したからである。

したがって、レジリエンスの説明的概念をみつけようと目論んだところで時間の無駄であることがわかる。レジリエンスという概念モデルは、何ら分析的でも総合的でもない。レジリエンス・モデルとは、まずもって諸問題に取り組むやり方であり、行使される専門分野によってさまざまに異なる。たとえば、もしもある精神分析家がレジリエンスについて論じたとき、その論述はほぼ間違いなくトラウマ的状況を体験した人の治療の関わり方についてであろう。もしもある教師が「学校とレジリエンス」というテーマを扱っていれば、そのレジリエンスという言葉は、生徒や児童らの生活上のストレス抵抗力を強化する意味合いで使われているだろう。学校におけるレジリエンスは、とりわけ現実的な自尊心と相互的助け合いの感覚によって強化させることになる。最後に、もしもある自治体の市長が、その行政区域の住民と一緒にレジリエンスについて言及するならば、それはきっと集合性《コレクティフ》や予防面に重心が置かれているということだろう。つまり、異なる分野で関心を抱いた三通りの対話者によって利用されるレジリエンスとは、言葉は同じでも、必然的にそれぞれ三通りの違った意味合いをもつことになる。

本書を通じて我々が探究してきたように、今日レジリエンスに関心をもつ人たちにとっての主要な困難さは、さまざまな定義が並立していることだとわかる。そのようなわけで、我々がこの言葉を耳にす

↓一九七七年」。

(5) HPサイト memoiredescatastrophes.org。過去および現在のカタストロフにまつわる証言や交流の集積を促進させる本サイトは、こうした仕組みの一要素である。レジリエンスの第一の時点はカタストロフへの準備であり、似たようなカタストロフをそこで体験して、その対処の仕方を学んだ人たちとの交流によって実際に助長される。だが、とりわけレジリエンスが安定・強化される時点では、経験にまつわる各々のつながりや出会いを確立できる能力から大いに恩恵に浴している。ある一つの共同体に入るという可能性は、レジリエンスの安定・強化に関与する。他方で世代間の交流は、新たな若い世代に、予測不能な状況に直面する準備と心構えをさせてくれる。

るときは必ず、その意味を明確化して、その言葉が着想を与えると主張する提案や命題の利点――ときには危険性も――について調べておく必要がある。というのもレジリエンス理論は、最良の形で役立つこともあれば、最悪にも働きうるからだ。それは、理論を使う意図が、どれほど良質で寛容であっても起こりえる。そしてまた、使う側の意図がどちらでもなく中庸である場合に、波及作用は何ら前もって用意されていない。はたしてそれがどうなるのか、すべてはこの言葉を用いる私たち各々にまかされているといえよう。

日本の読者のための著者あとがき

社会的レジリエンスに向けて

毎年のように何百万もの生命がカタストロフに苛まれ、物質面のみならず心的な損失を被っている。破壊されたものを再構築するために、地球規模で何百億ものお金が費やされている。いくつかのカタストロフは不可避であるとしても、それに巻き込まれる者たちが事前に準備できていれば、それらの影響は最小限に留まるであろう。将来的な惨事に対して、よりうまく向き合うために、前の世代が被ったカタストロフと、その次の世代がそれに向き合うために発達させてきた手段について十分に認識しておくことが肝要である。この認識は今日、レジリエンス概念の主要な要素であると考えられている。しかし、常そんなふうであったわけではない。「レジリエンス」という言葉は実際のところ、相次いで複数の定義を含んできた。ようやく国際的コミュニティのなかで、この言葉に与えられる正確な意味と、それをどの分野でも利用できるよう奨励すべく、手段の合意がなされたところである。レジリエンスは、このように、まずは個人の素質《クオリティ》として、それから過程《プロセス》、最後には力《フオース》として考えられてきた。そして今日では、動的な《ダイナミック》過程として考慮され始めている。そこには、個人とともに個人が構成する社会が包含され、それに複数の相補的側面が提示されている。

Ⅰ　個人的レジリエンス

英米語での「レジリエンス *resilience*」、「レジリエンシー *resiliency*」は、いずれも数世紀以上も昔から使われてきた言葉である。後者（*resiliency*）の方は、病気や不幸から迅速に立ち直る能力を表わす用語として、十九世紀のアメリカで頻繁に用いられるようになった。それが一九六〇年代のエミー・ヴェルナーの疫学研究などを契機に、こうした言葉が、科学的言説のなかで使われるようになった。ヴェルナーは、日常英語ボキャブラリーの一つにすぎなかったレジリエンス *resilience* を改めて取り上げて、この言葉に科学的用語としての地位を与えたのである。この言葉は、そもそも物理学分野では物質が変形した後に、元の形にまで復元する材質の可能性を表わす。同様に、ヒトにおいては長期的な弊害を被ることなく困難な状況を生きぬくことのできる能力を表わすようになった。したがって、問題は明らかに、異なる領域の言葉が、人間を対象に広く使われるようになった原因であった。この点について、まえがきのなかでもすでに説明したが、リチャードソンによる総説が示唆するように以下の三つの仮説が提唱された。[1]

一つ目の仮説は、素質《クオリティ》としてのレジリエンスである。主体に備わる個人的な素質がレジリエンスであると考えられた。素質について、遺伝的な偶発性に帰すると考える研究者もいれば、[2]他方で、早期の養育条件を重視する者もいた。[3]この生得的素因と後天的要因との相互的な役割については、避けては通れない論争であった。この議論に関しては、今日、すべての人間において、ある程度まで相互作用していることがわかっている。だが、このアプローチだと、ある素質を持つ者と持たざる者というふうに、明らかに人間性を二つに分断する危険性を担っていた。こうした概念に対する激しい反論が増えるにつれて(4)、レジリエンスについての新たな定義が必要となった。

二つ目は、過程《プロセス》としてのレジリエンス概念である。誰もが、ある支援を受けた条件下であればレジリエントとなりえる。レジリエンスは素質ではなく、過程として考えられるようになった。だが、レジリエンスを素質とみなす考えを放棄することを望まない者たちは、概念の方向性を変えて、過程としてのレジリエンスのなかで、「すでにレジリエントであった」者が、まだそうではない者を、そうなるべく手助けできる可能性として意味を修正したのであった。脆い(脆弱)とみなされていた主体に対して、その者たちを導ける「レジリエンス的チューター(導き手)」が推奨された。チューター(導き手)の存在が、脆弱な者たちを導いて、一種のコーチングのように助言を与えることができる。ただ、これはまたしても、ある者はレジリエントであるが、別の者はそうではないといった二分法的な考え方であった。さらに、そこにはもう一つの危険性が待ち構えていた。それは、まるで標識があらかじめ設置された道のりを歩むかのように、誰もが同じステップを踏んでいけばレジリエンスを築いていけると考えてしまう危険性である。巷《ちまた》の書店には、「レジリエントになる必勝法」とか「○○をレジリエントにするベストな支援法」といった本の売り文句に溢れている。「レジリエント」はついに、商業的背景を抱えるようになった。つまり、幸福や成功を売りこむ商売人たちの時代となったのである。

レジリエンスの第三の流れは、上述の二つのアプローチとは袂を分かち、力《フォース》あるいは性向とみなす考え方である。レジリエンスは、人によって程度に違いはあっても、誰もが備えているものとみなした。この力のおかげで、我々は環境の破綻や、それに帰結する内的な混乱と折り合いをつけることが可能となる。この力は、事故や病気、喪失といった例外的な出来事の際に介在するだけではない。思春期クライシス、中年期や更年期、初老期といった人間の正常《ノーマル》な発達段階でも働く。その力は同様に、予見できないものである。誰もが「自らの」レジリエンスを構築するが、いつどのようなときにその人に発揮されるのかは、誰にも決してわからない。とくに、人によっては、再構築のために取り入れられる道のりが、驚嘆するような、ましてや衝撃的となりうることを受け入れなければならない。すなわち、私たちは第三のレジリエンスに関して、個人的な人生選択に合致するイメージを仕立て上げてしまうことに留意する必要がある。レジリエンスの第三のアプローチはまた、明らかに心的可塑性に関するニューロサイエンスの同時代の研究動向のなかに支えを見いだすことになる。

このように、個人的レジリエンスをめぐる問題は、この概念が担う三つの競合する定義——素質・過程・力——が、まったく同じふうに発音されて綴られてしまうことにあった。そのような理由から、私は仏語版の原著「レジリエンス」二〇一〇年改定版からは、これらを区別すべく三つの異なるスペル表記での活用を提唱してみた。この点について、読者は改めて本書のまえがき（一一〜一四頁）を参照してほしい。

Ⅱ　社会的レジリエンスに向けて

二〇一〇年代に入ると、レジリエンスは第四の転回に向けて口火を切りだした。この概念は、「私の」から「私たちの」へと移り、より社会的なものとなってきている。そのことから、すべてが変わってきている。実際、エミー・ヴェルナー以降もレジリエンス研究は個人的な側面でしか検討されず、またそこには予防という概念がつねに欠けていた。「レジリエンスを学習する」ことは不可能であると認識されていたのだ。今日、改めて問題とされているのは、こうした二つの要請である。すなわち、レジリエンスを集合的な側面から考えられるということ、そしてそれは習得できるということである。

1　「私の」から「私たちの」レジリエンスへ

まずは集合的な側面から考えてみよう。一九六〇年代にレジリエンス概念が創設されて以来、この言葉に包含されてきた上述の三つの連続した意味合いは、もはや対立して認識されることなく相乗効果を発揮するようになる。これらは今日、三つの不可分な次元として考慮され、レジリエントな一つのシステムの定義へと一致して向かってゆく。そのシステムは実際に、以下のような三つの支柱に依拠している。個々のレジリエンスは、それぞれ同じだけの個人的素質《クオリティ》として定義される。それに、多様な過程《プロセス》（あるいはレジリアンス〉を通じて、誰もがいっそうレジリエントになる。最後に、力《フォース》（あるいは「大文字の」〈レジリエンス〉）が、各々が直面する困難を乗り越えられるように促す。つまり、以下のような場合が、それぞれ想定できる。「大文字の〈レジリエンス〉が、レジリアンスのおかげでレジリエンスを助長する」。「レジリエンスは、大文字の〈レジリエンス〉によってレジリアンスを促す」。「レジリエンスは大文字の〈レジリエンス〉によってレジリアンスを促進させる」など。それは実際のところ、トラウマに直面する者が、自ら固有の生の意味を、肯定的に改めて方向づけすることを意味する。だが、そうすることで、個人的な防御因子のみならず環境保護因子も強化される。それは自らの世代だけではなく、次世代のためのレジリエンスが生みだされてもいるのである。

2　レジリエンスの中心としての予防

レジリエンスの定義における二番目の混乱は、それが構築されるにあたって、以下の連続した四つのモメントを考慮に入れられることと関連する。(5) それは、まえがきでも説明したように、一、（トラウマへの）準備、心構え／二、（トラウマに対する）抵抗／三、再構築／四、回復（復興）の強化、である。我々が示唆するレジリエンスの四つの次元は、以下のような二〇一〇年の国連の定義にも見いだすことができる。「レジリエンスとは、不測の事態にさらされたシステムや共同体、社会の能力である。また、ある危険の影響に抵抗し、吸収して、修正する能力でもある。とくに、それらの本質的構造や土台の機能を保存、修復することで、それに適切な時間と効果的な方法で順応する」。それはまた同様に、「強靭な（レジリエントな）都市」に所与された現在の定義のなかにも見いだされる。したがって、我々が区別した四つのモメントは、二つのグループに再分類される。前半のモメントは、「カタストロフの影響に抵抗したり吸収しつつ、都市の活動を保全する」こと。後半は、「可及的速やかに正常な状態を確立すること」、換言すると「再構築してトラウマによる多彩な影響を減じること」と定義づけられる。

3　新たな文化

我々は、レジリエンスの多因子的アプローチのために、概念の複雑性を覆い隠していた二つの定義を見落としていたことになる。その一方は、トラウマの不可視の傷を懸念することなく、また予測不能なトラウマの再賦活化のリスクともども、レジリエンスの跳ね返りという能力を単純化してしまうことである。他方では、惨事の後に、しばしば不可欠である心的再構築に要する時間のかかる作業を単純化してしまうことである。レジリエンスは、カタストロフが生じた当初からみられ、それが発揮されるのに貢献する行為やしぐさを学ぶことができる。レジリエンスはまた、カタストロフが生じる時点《モメント》に要請される。最終的には、カタストロフの影響の単純化にきわめて長期にわたり関与することにもなる。こうした各時点《モメント》において、レジリエンスは個人や集団それぞれの特性のみならず、そこに関わるさまざまな過程《プロセス》にも関与する。

この新たなレジリエンスの定義は、経済、財政、エコロジー、科学など、あらゆる分野に関係している。各々の場合で、レジリエンスの対象は明らかに異なる。だが、すべての場合において、この言葉は以下の共通の考え方をもたらす。それは、カタストロフに備えること。個人的であると同時に集合的にカタストロフに向き合うこと。これらの目標を達成するうえで、その出来事を、もっと受け入れ可能な状況を構築する手段として活用すること。レジリエンスはフランスで「リスク文化」と称される概念と不可分である。リスク文化は、第一義的に、人々に情報供給して教育的である。それはリスクの存在を啓発して、学校や大学、地域の協会《アソシアシオン》やメディアといった地域の力や可能性を拠り所とする。第二に、人々に対してカタストロフが生じた場合に適切な行動を取り入れる準備を促すうえで予見的でもある。リスク文化では、集合的な脆弱性の評価が不可欠である。また、ソーシャル・ネットワークやインターネットを通じた実践を含めて、相互扶助的な計画やパートナーシップを築いて、科学技術による解決策を試す必要も生じてくる。第三に、「リスク文化」とは相互依存的である。そこでは連帯が考慮され、都市や地域圏に限定されない利点や欠点が共有される。最後に、「リスク文化」において、誰もが各々の固有の安全に関して行為者となる。この文化は、英語でエンパワメント *empowerment* と呼ばれる論理に沿って、学習や自己決定という観点から考察される。つまりは、全員の全員によるセキュリティ（安全保障）文化である。

かくして我々は、この二十年の間に「（単数形の）レジリエンス」から「（複数形の）諸レジリエンス」の時代へと、そして多数の個人的レジリエンスから社会的レジリエンス概念の時代へと移り変わってきた。いまや、こうした進展の実際的な諸条件を据え付けるのは、個々人の役目となっている。その際には、過去のカタストロフの記憶が、この仕組みの主要な要素を構成する。個人的にも集合的にも情報に通じていること、各々が実際に自ら準備しておくことでレジリエンスの能力を高めることができる。それはまた、個人の周囲の者たちや、個人が組み込まれたテクノロジーやヒューマン・システム全体のレジリエンスをも増強させる。我々が、フランスでインターネット・サイトmemoiresdescatastrophes.org（「みなのレジリエンスに役立つ個人の記憶」）を創設したのは、こうしたニーズに応えるためである。このサイトは、過去のカタストロフをめぐっての証言を収集したり交流できる。カタストロフの種類は、自然災害でも、経済面や公衆衛生上の事象、あるいはテロ行為と関連した内容などさまざまである。このサイトは、被害者にも、証言者や救助者、または、その周りの者たちや後裔たちすべての者に対して開かれている。それは教育のほか、文化や市民啓発や成熟をめざして率先して行なわれるすべての行為に役立たんとする。サイト創設の目的は、人々の脆弱性を減じつつ、予測、抵抗、適応、立ち直りといった脆弱な者たちの能力を強化することにある。そうすることで、人々にとっては経験の獲得がより強固になってゆくであろう。

ひとりひとりの記憶がみんなのレジリエンスに役立つことを願って

セルジュ・ティスロン

注

（1）Glenn E. Richardson, The Metatheory of Resilience and Resiliency, *Journal of clinical psychology*, vol.58, 3, 307-321 (2002).

（2）Anthony E. J., Cohler B. J., Risk, vulnerability and resilience : An overview, in *The Invulnerable Child*, New York, Guilford Press, 1987.

（3）Cyrulnik B., *Un merveilleux malheur*, Paris, Odile Jacob, 1999.

（4）Tisseron S., « Résilience » ou la lutte pour la vie, *Le Monde Diplomatique*, août 2003, page 21.

（5）Comme il est d’ailleurs exposé dans le document du Centre interarmées de concepts, de doctrines et d’expérimentations consacré à cette question (N° 202/DEF/CICDE/NP du 12 décembre 2011).

訳者あとがき

本書は、Serge Tisseron, *La Résilience*（Coll. « Que sais-je ? » n° 3785, PUF, Paris, 2014）の全訳である。

原著初版は二〇〇七年に出版され、フランスのレジリエンス概念に関する入門書として注目され、その後も今日に至るまで順当に版を重ねている。改版のたびに、序文のほか、各章ごとに修正が加えられ、巻末の参照文献も追記されてきている。今回の翻訳では二〇一四年の改訂第五版を参照した。

著者セルジュ・ティスロン氏は、一九四八年生まれ、フランスの精神科医で精神分析家である。本書の巻末にも記されているとおり、著作も数多く関心も多領域に及んでいる。このうち日本語で読める翻訳としては、以下のものがある。

『恥――社会関係の精神分析』（大谷尚文・津島孝仁訳、法政大学出版局、二〇〇一年）
『明るい部屋の謎』（青山勝訳、人文書院、二〇〇一年）
『タンタンとエルジェの秘密』（青山勝・中村史子訳、人文書院、二〇〇五年）
『「ひきこもり」に何を見るか』分担執筆（鈴木國文・古橋忠晃・ナターシャ・ヴェルー編著、青土社、二〇一四年）

著者の経歴については、すでに既訳書のなかで詳しい紹介もなされているので、ここでは略歴を記すにとどめる。精神科医としては、セクトリザシオン sectorisation と呼ばれる戦後フランスの地域精神医療システムが展開されるなかで臨床経験を積んできた。精神分析家としては、ディディエ・アンジュー（Didier Anzieu）との長い教育分析経験を背景にもつ。また、彼よりも二つほど上の世代の精神科医クロード・ナシャン（Claude Nachin）らとともに、ハンガリーの精神分析家ニコラ・アブラハム、マリア・トロークの理論的考察による影響を色濃く受けてきた。現在は、自らのキャビネを営んで臨床実践を続けているほか、精神医学雑誌に四コママンガを定期的に描いていたりとユニークな活動も目立つ。また、パリ第七大学に所属して学際的な研究活動を続けている。とくに、ヴァーチャル・メディアや科学テクノロジーが人間の心性、とりわけ乳幼児や青少年の心的発達に与える影響についても造詣が深く、メディアや専門誌でも活発な発言を続けている。また、科学技術アカデミー会員でもあり、カタストロフの歴史と記憶のための機構（Institut pour l'Histoire et la Mémoire des Catastrophes［IHMEC］）という協会の創立者・会長として活躍を続けている。

著者は、必ずしもレジリエンスの専門家を自認しているわけではない。しかし、この概念が英米圏からフランスに導入され始めた当初から、この言葉に敏感に応答している。そして、自らの拠って立つ精神分析理論および学際的視野から、そのインパクトと魅力を認めつつも、安易な使用に対して批判的な立場を崩さずにいることは、本書で説明されている通りである。原著が発刊から着実に版を重ねてきているのは、氏のそのような一貫した視点によるものであろう。実際、レジリエンスに関心を持つ初学者にも、また、多様な諸実践のなかで、この概念が指し示すものに直面する熟練者にとっても、本書は振り返るうえで大変見通しやすい。フランスではレジリエンス概念の隆盛の立役者といえば、著者と同じ精神科医でボリス・シリュルニク（Boris Cyrulnik）の名前が真っ先に思い浮かぶだろう。シリュルニクの提唱するレジリエンス概念は、従来のエソロジーやアタッチメント理論、それにホロコーストを生きぬいた自らの孤児院生活やユダヤ教義の影響が色濃い。一方、ティスロンの説明するレジリエンスは、フロイディアンとしての理論的背景と、映画やマンガなどの表象イメージ論に対する造詣の深さ、恥や家族の秘密の世代間伝達という臨床的な考え方がより反映されている。

今日の日本社会において、レジリエンス（あるいは、強靭さをはじめ、その意味に類する用語）という言葉を聞かない日がない。Resilience も、カタカナ表記するだけでも、レジリエンス、レジリアンス、リジリエンスなどと色々とみられる。日本語訳としても、反発力、回復力、打たれ強さ、強靭力、しなやかさ、などとさまざまである。表記や訳語が一貫しないのは、それだけこの用語の豊かさとともに曖昧さも示している。「レジリエンス」と同様、かつては物理学用語であった「ストレス」は、二十世紀前半に医学用語となり、今日では日常用語となっている。精神医学におけるレジリエンスは、近年の実証研究における脆弱性や負の側面を強調する後ろ向きな考え方に、根本的な修正を促す意義を持っている点で注目に値する。レジリエンス・モデルは、個人に備わる復元力ないし回復力を引き出すよう心がけ、統合的な観点から柔軟な前向きの仕方で治療に取り組む理論布置を備えている。〔加藤敏・八木剛平編『レジリアンス——現代精神医学の新しいパラダイム』(金原出版、二〇〇九年)参照〕

レジリエンスは領域横断的な概念である。訳者は社会人大学院時代に、この用語がすでに英米圏の数多くの学術雑誌で普通に使われている背景に関心を抱いた。同時に、フランス語圏の精神医学において、ほぼまったく同じ表記を持つ用語が、いささか英米圏とは趣の異なる形で「こころの専門家」たちのあいだで議論されていることに気づいた。ちょうどその頃、日本の精神医学分野においても、治療論、回復論を正面から見据える方向でのパラダイム・シフトが要請されていた。ただこの動向は、必ずしも持続可能な形で進展してきているとはいえない。その後、訳者は渡仏して、フランスの臨床現場でどのように受容されているのかを見聞する機会に恵まれた。フランス滞在中のレジリエンス概念に対する同僚たちの反応は、その言葉を好まないと言明する臨床家から、非常な熱意をもって語る者まで、実にさまざまであった。それは文字通り、著者が（いくらか諧謔的に）言及するように、一種のパーソナリティ検査であった（本文一四二頁）。その後、レジリエンスに対する関心は、いくらかほとぼりが冷めたかに見えた。それが、二〇一一年の日本の東日本大震災と関連する原発問題、続いて二〇一五年のパリの同時多発テロというカタストロフによって、日本とフランスはそれぞれ、レジリエンスが包含する概念について否応なしに再考せざるをえなくなっている。

クセジュ日本語版出版にあたり、原著者からは日本の読者に向けて、それ自体で一つの論考と言えるほどの内容を持つあとがきが送られてきた。そのなかでも指摘されている通り、現在はレジリエンスの第四の波の只中にある。さまざまな次元で、カタストロフ後の残渣、「私の」から「私たちの」レジリエンスについて本当に思考する段階にきているのではないか。その意味で、いまこの時期に本訳書を紹介する意義も少なくはないと考える。レジリエンスが多義的であるゆえ、紹介される概念の幅広さから、訳出や用語の統一には、正直、訳者個人の能力を超える分野も少なからずあった。今後、読者諸氏のご指導、ご鞭撻を願う次第である。

本書の翻訳計画は、二〇一四年に同じ白水社文庫クセジュ版で『ケアの倫理』〔ファビエンヌ・ブルジェール著、原題 *L'éthique du « care »*〕を訳された原山哲先生（元・東洋大学社会学部教授）との出会いがきっかけとなった。同書はケア Care という言葉の多義性および脆弱性や支えについて考察しており、本書の内容と重なるところも少なくない。思い起こせば筆者の滞仏中、原著者との対話のなかで何度かすすめられた本の一つであった。原山氏との帰国後に生まれた交流がなければ、今回の邦訳に私が携わることもなかったであろう。また、訳者の渡仏前から、フランス語のテクスト読書会を細々と一緒に行ない、筆者のフランス留学を文字通り後押しして、一貫して支えていただいた大島一成先生（大宮厚生病院）には感謝の言葉を捧げたい。最後に、本書の上梓にあたって、白水社の小川弓枝氏には、大変お世話になった。編集者であり対話者、ときに貴重な翻訳協力者として、企画段階から煩雑な作業に従事された同氏には、訳者として感謝の気持ちでいっぱいである。

二〇一六年初冬

訳者

巻末参考文献

【1】Abraham N., *L'Écorce et le Noyau*, Paris, Flammarion, 1978.〔ニコラ・アブラハム，マリア・トローク『表皮と核』大西雅一郎他訳，松籟社，2014年〕

【2】Améry J., *Par-delà le crime et le châtiment. Essai pour surmonter l'insurmontable*, Arles, Actes Sud, 1966.

【3】Anaut M., *La Résilience au risque de la psychanalyse ou la Psychanalyse au risque de la résilience?*, *in* B. Cyrulnik, P. Duval (dir.), 2006.

【4】Anthony E. J., Cohler B. J., « Risk, Vulnerability and Resilience: an Overview », in *The Invulnerable Child*, New York, Guilford Press, 1987.

【5】Antonovsky A., « The Sense of Coherence. An Historical and Future Perspective », *in* I. Hamilton, E. McCubbin, E. A. Thompson, J. E. Fromer (dir.), *Stress, Coping, and Health in Families, Sense of Coherence and Resiliency*, Sage Publications, Thousand Oaks, CA, 1998, p. 3-89.

【6】Anzieu D. *et al.*, *Les Enveloppes psychiques*, Paris, Dunod, 1996.

【7】Bachelard G., *La Formation de l'esprit scientifique*, Paris, Vrin, 1986.〔ガストン・バシュラール『科学的精神の形成——対象認識の精神分析のために』及川馥訳，平凡社ライブラリー，2012年〕

【8】Bartholomew K., Horowitz L. M., « Attachment Styles among Young Adults: a Test of a Four-Category Model », *J. Personnal. Soc. Psychol.*, 1991, *61*, p. 226-244.

【9】Belhaddad S., Mujawayo E., *Survivantes, Rwanda. Histoire d'un génocide*, La Tour d'Aigues, Éd. de l'Aube, 2004.

【10】Boss P., *Family Stress Management*, Newbury Park, Sage Publications Inc., 1988.

【11】— *Loss, Trauma, and Resilience, Therapeutic Work with Ambiguosts Loss*, W. W. Norton & Company, 2006.

【12】 Boszormenyi-Nagy Y., Spark G. M., *Invisible Loyalties. Reciprocity in Intergenerational Family Therapy*, New York, Brunner Mazel, 1984.

【13】 Bowlby J., *Attachement et Perte* (3 t.), Paris, Puf, 1978-1984 (1969-1980).〔ジョン・ボウルビィ『母子関係の理論』全3巻, 黒田実郎他訳, 岩崎学術出版社, 1991年〕

【14】 Cahn R., *L'Adolescent dans la psychanalyse, l'avevture de la subjectivation*, Paris, Puf, 1998.

【15】 Chiland C., *Réticence à propos de la résilience*, *in* B. Cyrulnik, P. Duval, 2006.

【16】 Claudel P., *Œuvres en prose*, Paris, Gallimard, coll. « La Pléiade », 1965.〔ポール・クローデル『クローデル散文集』中條忍編, 第三書房, 1972年〕

【17】 Cummings E. M., « Classification of Attachment on a Continuum of Felt Security », *in* M. T. Greenberg, D. Cicchetti, *Attachment in the Pre-School Years*, Chicago, Chicago University Press, 1990, p. 311-338.

【18】 Cyrulnik B., *Un merveilleux malheur*, Paris, Odile Jacob, 1999.

【19】 — « La résilience, risques idéologiques », *Enfance majuscule*, septembredécembre 2003, n°s 72-73.

【20】 Cyrulnik B., Duval P., *Psychanalyse et Résilience*, Paris, Odile Jacob, 2006.

【21】 Debray R., *Manifestes médiologiques*, Paris, Gallimard, 1994.

【22】 Delage M., « Résilience dans la famille et tuteurs de résilience, qu' en fait le systémicien ? », *Thérapie familiale*, Genève, 2004, n° 3, vol. 25, p. 339-347

【23】 — *La Résilience familiale*, Paris, Odile Jacob, 2008.

【24】 Dostoïevski F., *Souvenirs de la maison des morts*, Paris, 1962, 10-18.〔ドストエフスキー『死の家の記録』望月哲夫訳, 光文社, 2013年〕

【25】 Elayoubi F., *Prière à la lune*, Paris, Éd. Bachari, 2006.

【26】 Feeney J. A., « Implications of Attachment Style for Patterns of Health and Illness », *Child Care Health Development*, 2000, 26, p. 277-288.

【27】Fogel J.-F., Patino B., *Une presse sans Gutenberg*, Paris, Grasset, 2005.

【28】Fognini M., « Résilience et rémanence des traumatismes », *Le Coq-Héron, 181*, Ramonville-Saint-Ague, Érès, 2005.

【29】Fonagy P., Gergely G., Jurist E. L., Target M., *Affect, Regulation. Mentalization and the Development of the Self*, New York, The Other Press, 2004.

【30】Frankl V., *Trouver un sens à sa vie*, Paris, Les Éditions de l'Homme, 2005.〔ヴィクトール・E.フランクル『「生きる意味」を求めて』諸富祥彦，松岡世利子，上嶋洋一訳，春秋社，1999年〕

【31】Franck A., « Le ghetto de Varsovie en héritage secret. Communication aux IIes Journées de travail Abraham et Torok du 2 avril 2005 », *Le Coq-Héron,* Ramonville-Saint-Agne, Érès, 2006.

【32】Freud A., *Le Moi et les mécanismes de défense* (1949), Paris, Puf, 1975.〔アンナ・フロイト『自我と防衛』外林大作訳，誠信書房，1985年〕

【33】Frost P. J., « *Toxic Emotions at Work: how Compassionate Managers Handle Pain and Conflict* », Boston, MA, Harvard Business School Press, 2003.

【34】Garmezy N., « Children in Poverty: Resilience Despite Risk », *Journal of Psychiatly*, 1993, vol. 56.

【35】Genet J., *Miracle de la rose*, Paris, Gallimard, coll. « Folio », 2002.〔ジャン・ジュネ『薔薇の奇蹟』堀口大學訳，新潮社，1956年〕

【36】Gray M., *Vivre debout*, Paris, Laffont, 1993.

【37】Grotberg E., *A Guide to Promoting Resilience in Children. Early Childhood Development: Practice and Reflections*, La Haye, Bernard von Leer Foundation, 1995.

【38】Guedeney A., « L'attachement et la résilience : théorie clinique et politique sociale », *in* B. Cymlnik, P. Duval, 2006.

【39】Guedeney N., Guedeney A., *L'Attachement. Concepts et applications*, Paris, Masson, 2002.

【40】Hanus M., *La Résilience, à quel prix ? Survivre et rebondir*, Paris, Maloine, 2001.

【41】Henderson N., Benard B., Sharp-Light N., « Resiliency in Action:

Practical Ideas for Overcoming Risks and Building Strengths», in *Youth, Families & Communities*, San Diego, Resiliency in Action Inc., 1999.

【42】 Hermann I., *L'Instinct filial* (1943), Paris, Denoël, 1972.

【43】 Iblova P., «La culture et l'art comme facteurs de résilience», *Reliance*, 2005, Ramonville-Saint-Agne, Érès, n° 17.

【44】 Ionescu S., *Pour une approche intégrative de la résilience*, *in* B. Cyrulnik, P. Duval, 2006.

【45】 — «Le domaine de la résilience assistée», *in* S. Ionescu (dir.), *Traité de résilience assistée*, Paris, Puf, 2011.

【46】 Jeal T., *Livingstone* (1971), Eastbourne, Book Club Associates, Éd. Robert Kirkman, 1973.

【47】 Johnson J. L., «Commentary. Resilience as transactional equilibrium», *in* M. D. Glantz et J. L. Johnson (dir.), *Resilience and Development, Positive Live Adaptations*, NY, Kluwer Academic/Plenum Press, 1999.

【48】 Jourdan-Ionescu C., «Intervention écosystémique individualisée axée sur la résilience», *Revue québécoise de psychologie*, 2001, 22, l, p. 163-186.

【49】 Kaës R., *Le Groupe et le sujet du groupe*, Paris, Dunod, 1993.

【50】 Kalubi J.-C., Bouchard J.-M., Pourtois J.-P., Pelchat D., *Partenariat, coopération et appropriation des savoirs*, Sherbrooke, Éditions du CRP, 2001.

【51】 Klohnen E.C., «Conceptual Analysis and Measurement of the Construct of Ego Resiliency», *Journal of Personality and Social Psychology*, 1996, 70, p, 1067-1079.

【52】 Lakoff G., Johnson M., *Les Métaphores dans la vie quotidienne* (1980), Paris, Éd. de Minuit, 1985.〔ジョージ・レイコフ，マーク・ジョンソン『レトリックと人生』渡部昇一他訳，大修館書店，1986年〕

【53】 Latour B., *Nous n'avons jamais été modernes. Essai d'anthropologie symétrique*, Paris, La Découverte, 1994.〔ブルーノ・ラトゥール『虚構の「近代」——科学人類学は警告する』川村久美子訳，新評論，2008年〕

【54】Lazarus R. S., Folknan S., *Stress, Appraisal and Coping*, New York, Springer, 1984.〔リチャード・ラザルス，スーザン・フォルクマン『ストレスの心理学——認知的評価と対処の研究』本明寛他訳，実務教育出版，1991年〕

【55】Le Bossé Y. D., Lavalée M., Herrera M., « Le vécu d'*empowerment* en milieu communautaire : analyse des relations entre le contrôle perçu et différents indicateurs potentiels d'*empowerment* personnel », *Les Cahiers internationaux de psychologie sociale*, 1996, 31, p. 63-89.

【56】Lecomte J., *Guérir de son enfance*, Paris, Odile Jacob, 2004.

【57】— « Favoriser la résilience des personnes handicapées mentales », *Reliance*, 1999, Ramonville-Saint-Agne, Érès, n° 18.

【58】Lighezzolo J., De Tychey C., *La Résilience*, Paris, In Press, 2004.

【59】Loehr J. *et al.*, *The Power of Full Engagement: Managing Energy, Not Time is The Key to High Performance and personal Renewal*, Free Press, 2003.

【60】Luthar S. *et al.*, « The Construction of Resilience: a Critical Evaluation and Guidelines for Future Work », *Child Development*, 2000, vol. 71, n° 3, p. 543-562.

【61】Manciaux M., Vanistendael R., Lecomte M., Cyrulnik B., « La résilience aujourd'hui », *in* M. Manciaux (dir.), *La Resilience : résister et se construire*, Genève, Éditions Médecine et Hygiène, coll. « Cahiers médicaux-sociaux », 2001.

【62】Masten A. S., Coastworth J. D., « The Development of Competence in Favourable and Unfavourable Environments: Lessons from Research on Successful Children », *American Psychologist*, 1998, 53, n° 2.

【63】Merieux P., *Apprendre... Oui, mais comment ?*, Paris, ESF, 1999.

【64】Michallet B., « Résilience : perspective historique, défis théoriques et enjeux cliniques », *Frontières, Résilience et Deuil*, 2009-2010, 22 (1-2), p. 10-18.

【65】Mijolla-Mellor S., « Sublimation et résilience », *in* B. Cyrulnik, P. Duval.

【66】Miller A., *La Souffrance muette de l'enfant* (1988), Paris, Aubier,

1990.
【67】Nachin C., *Le Deuil d'amour*, Paris, Éd. universitaires, 1989.
【68】Papetti Y., *Bertha Pappenheim. Du deuil à la réparation*, Paris, Éd. des Femmes, 1986.
【69】Patterson J., « Promoting Resilience in Families Experiencing Stress », *Pediatric Clinic of North America*, 1995, 42, 1 , p. 47-63.
【70】Patterson J. M., « Understanding Family Resilience », *Journal of Clinical Psychology*, 2002, 58, p. 233-246.
【71】Poletti R., Dobbs B., *La Résilience. L'art de rebondir*, Saint-Julien-en Genevois, Éd. Jouvence, 2001.
【72】Pourtois J.-P., Humbeeck B., Desmet H., « Résistance et résilience assistées : contribution au soutien éducatif et psychosocial », *in* S. Ionescu (dir.), *Traité de résilience assistée*, Paris, Puf, 2011.
【73】Richardson G. E., « The Metatheory of Resilience and Resiliency », *Journal of clinical psychology*, 2002, vol. 58, 3, p. 307-321.
【74】Richardson G. E., Neiger B. L., Jensen S., Kurmpter K. L., « The Resiliency Model », *Health Education*, 1990, 21, p. 33-39.
【75】Rutter M., « Resilience in the Face of Adversity: Protective Factors and Resistance to Psychiatric Discorder », *British Journal of Psychiatry*, 1985, 147, p. 598-611.
【76】— « Resilience: some Conceptual Considerations », *Journal of Adolescent Health*, 1993, 14, p. 626-631.
【77】Segal J., *Winning Life's Toughest Battles, Roots of Human Resilience*, New York, McGraw-Hill, 1986.〔ジュリアス・シーガル『生きぬく力——逆境と試練を乗り越えた勝利者たち』小此木啓吾訳, フォー・ユー, 1987年〕
【78】Semprun J., *L'Écriture ou la Vie. Souvenirs*, Paris, Gallimard. 1994.
【79】Scheub U., *Das Falsche Leben, Eine Vatersuhe (La Fausse vie, la recherche d'un père)*, Munich, Piper Verlag, 2006.
【80】Spangler G., Grossmann K. E., « Biobehavioral Organization in Securely and Insecurely Attached Infants », *Child Development*, 1993, 64, p. 1439-1450.

【81】Southwick S., Charney D., « Renforcer sa capacité de résilience », *Cerveau et Psycho*, avril 2014, 62, p. 68-75.

【82】Szerman S., *Vivre et revivre. Comprendre la résilience*, Paris, Laffont, 2006.

【83】Teneau G., « Le Processus de résilience de compassion en entreprise », congrès de la Société d'ergonomie de langue française, Liège, 13-15 septembre 2010.

【84】Tomkievicz S., *L'Adolescence volée*, Paris, Pluriel Psychologie, 1999.

【85】Thomas C., *Souffrir*, Paris, Payot, 2005.

【86】Tisseron S., *Tintin et les secrets de famille* (1987), Paris, Séguier ; rééd. Aubier, 1992.

【87】— *La Honte. Psychanalyse d'un lien social*, Paris, Dunod, 1992.〔セルジュ・ティスロン『恥──社会関係の精神分析』大谷尚文，津島孝仁訳，法政大学出版局，2001年〕

【88】— *L'Intimité surexposée* (2001), Paris, Ramsay ; rééd., Hachette Littérature, 2002.

【89】— *Vérités et mensonges de nos émotions*, Paris, Albin Michel, 2005.

【90】Vanistendael S., Lecomte J., *Le bonheur est toujours possible. Construire la résilience*, Paris, Bayard, 2000.

【91】Werner E. E., Smith R. S., *Vulnerable but Invincible: a Longitudinal Study of Resilient Children and Youth*, New York. McGraw-Hill, 1982.

【92】— « High Risk Children in Youth Adulthood: a Longitudinal Study from Birth to 32 Years », *American Journal of Orthospsychiatry*, 1989, 59, p. 71-81.

【93】Winnicott Donald W. (1945), *Les Enfants et la Guerre*, Paris, Payot, 1994.

【94】Wolin St., Wolin Sy., *The Resilient Self*, New York, Villard, 1993.

Secrets de famille, Mode d'emploi (1996), Paris, Marabout, 1997.
Psycanalyse de l'image, des premiers traits au virtuel, Paris, Dunod, 1995.
Tintin et le secret d'Hergé, Paris, Presses de la Cité, 1993.〔『タンタンとエルジェの秘密』青山勝・中村史子訳，人文書院，2005 年〕
La Honte, psychanalyse d'un lieu social, Paris, Dunod, 1992.〔『恥――社会関係の精神分析』大谷尚文，津島孝仁訳，法政大学出版局，2001 年〕
Tintin et le secret d'famille (1990), Paris, Aubier, 1992.
La Bande dessinée au pied du mot, Paris, Aubier, 1990.
Psychanalyse de la bande dessinnée, (1987) Paris, Flammarion, 2000.
Tintin chez le psycitanalyste, Paris, Aubier, 1985.

共著書

Tassin J.-P., Tisseron S., *Les 100 Mots du rêve*, Paris, Puf, 2014.
Bach J.-F., Houdé O., Léna P., Tisseron S., *L'Enfant et les écrans, un avis de l'Académie des sciences*, Paris, Le Pommier, 2013.
Stiegler B., Tisseron S., *Faut-il interdire les écrans aux enfants ?*, Paris, Éd. Mordicus, 2009.
Papetti Y., Tisseron S., *L'Érotisme du toucher des étoffes, Paris, Séguier,* 1990.

編著

Subjectivation et empathie dans les mondes numériques, Dunod, 2012.
L'Enfant au risque du virtuel, Dunod, 2005.
Le Psychisme à l'épreuve des générations, Dunod, 1995.

マンガ，絵本など

Le Mystère des graines à bébé, Albin Michel jeunesse, 2008 (dessins d'Aurélie Guilleret).
Le Petit Livre pour bien vivre les secrets en famille, Bayard jeunesse, 2006.
Dessous de divan, Calmann-Lévy, 2005.
Tintouin chez le psycanalyste, Calmann-Lévy, 2004.
La Télé en famille Oui !, Bayard jeunesse, 2004.
Journal d'un psychanalyste, Calmann-Lévy/Ramsay, 2003 (rééd. Marabout Poche, 2004).
Bulles de divan, Calmann-Lévy/Ramsay, 2001 (rééd. Marabout Poche, 2005).
Les Oreilles sales, Les Empêcheurs de penser en rond, 1994.
Histoire de la psychiatrie en bande dessinée, Savelli, 1978.

セルジュ・ティスロン著作一覧

単著

Comment l'esprit vient aux objets, Paris, Puf, 2016.

Le Jour où mon robot m'aimera, Paris, Albin Michel, 2015.

Un psy au cinéma, Paris, Belin, 2013.

3-6-9-12, apprivoiser les écrans et grandir, Toulouse, Érès, 2013.

Fragments d'une psychanalyse empathique, Paris, Albin Michel, 2013.

Rêver, fantasmer, virtualiser, du virtuel psychique au virtuel numérique, Paris, Dunod, 2012.

Les Secrets de famille, Paris, Puf, 2011.

L'Empathie au cœur du jeu social, Paris, Albin Michel, 2010.

Le Jeu des 3 figures en classes maternelles, Paris, Fabert, 2010.

Les Dangers de la télé pour les bébés, Toulouse, Érès, 2008.

Qui a peur des jeux vidéo ?, Paris, Albin Michel, 2008 (avec Isabelle Gravillon).

Virtuel, mon amour. Penser, aimer, souffrir, à l'ère des nouvelles technologies, Paris, Albin Michel, 2008.

Le Mystère des graines à bébé, Paris, Albin Michel Jeunesse, 2008 (ouvrage illustré).

Vérités et mensonges de nos émotions, Paris, Albin Michel, 2005.

Voyage à travers la honte, Coordination de l'aide aux victimes de la maltraitance, ministère de la Communauté française, Bruxelles, Éditions Henry Ingberg, 2005.

Manuel à l'usage des parents dont les enfants regardent trop la télévision, Paris, Bayard, 2004.

Comment Hitchcock m'a guéri, Paris, Albin Michel, 2003.

Les Bienfaits des images, Paris, Odile Jacob, 2002 (prix Stassart de l'Académie des sciencces morales et politiques, 2003).

L'Intimité surexposée, Paris, Ramsay, 2001 (prix du Livre de télévision, 2002).

Petites mythologies d'aujourd'hui, Paris, Aubier, 2000.

Enfants sous influence, les écrans redent-il les jeunes violent ? (2000), Paris, 10/18, 2002.

Comment l'esprit vient aux objets, Paris, Aubier, 1999.

Y a-t-il un pilote dans l'image ?, Paris, Aubier, 1998.

Le Mystère de la chamble claire (1996), Paris, Flammarion, 1999.〔『明るい部屋の謎——写真と無意識』青山勝訳，人文書院，2001 年〕

Le bonheur dans l'image, Paris, Les empêcheurs de penser en rond, 1996.

訳者略歴

阿部又一郎（あべ ゆういちろう）

1974年生まれ．千葉大学医学部卒業．精神保健指定医，精神科専門医取得後，渡仏（フランス政府給費生）．専門は臨床精神医学．東京医科歯科大学大学院医歯学総合研究科博士課程修了（医学博士）．

現在，東京医科歯科大学精神行動医科学分野助教．東洋大学，高月病院非常勤．主な共著訳書に「レジリアンス　現代精神医学の新しいパラダイム」（分担執筆，金原出版，2009年），「フランス精神分析における境界性の問題」（共訳，星和書店，2015年），「ケアの社会」（共訳，風間書房，2016年），「双極性障害の対人関係社会リズム療法」（監訳，星和書店，2016年），「稲妻に打たれた欲望」（分担訳，誠信書房，2016年）．

文庫クセジュ　Q 1009

レジリエンス　こころの回復とはなにか

2016年12月5日　印刷
2016年12月25日　発行

著　者　セルジュ・ティスロン
訳　者 © 阿部又一郎
発行者　及川直志
印刷・製本　株式会社平河工業社
発行所　株式会社白水社
東京都千代田区神田小川町3の24
電話　営業部 03(3291)7811 / 編集部 03(3291)7821
振替　00190-5-33228
郵便番号　101-0052
http://www.hakusuisha.co.jp

乱丁・落丁本は，送料小社負担にてお取り替えいたします．

ISBN978-4-560-51009-4

Printed in Japan

文庫クセジュ

哲学・心理学・宗教

13 実存主義
114 プロテスタントの歴史
193 哲学入門
199 秘密結社
228 言語と思考
252 神秘主義
326 プラトン
342 ギリシアの神託
355 インドの哲学
362 ヨーロッパ中世の哲学
368 原始キリスト教
374 現象学
417 デカルトと合理主義
444 旧約聖書
461 新しい児童心理学
468 構造主義
474 無神論
487 ソクラテス以前の哲学
499 カント哲学
500 マルクス以後のマルクス主義
510 ギリシアの政治思想
519 発生的認識論
525 錬金術
535 占星術
542 ヘーゲル哲学
546 異端審問
558 伝説の国
576 キリスト教思想
592 秘儀伝授
594 ヨーガ
607 東方正教会
625 異端カタリ派
680 ドイツ哲学史
704 トマス哲学入門
708 死海写本
722 薔薇十字団
733 死後の世界
738 医の倫理
739 心霊主義
751 ことばの心理学
754 パスカルの哲学
763 エゾテリスム思想
764 認知神経心理学
773 エピステモロジー
778 フリーメーソン
780 超心理学
789 ロシア・ソヴィエト哲学史
793 フランス宗教史
802 ミシェル・フーコー
807 ドイツ古典哲学
835 セネカ
848 マニ教
854 子どもの絵の心理学入門
862 ソフィスト列伝
866 透視術
874 コミュニケーションの美学
880 芸術療法入門
891 科学哲学
892 新約聖書入門

文庫クセジュ

900 サルトル
905 キリスト教シンボル事典
909 カトリシスムとは何か
910 宗教社会学入門
914 子どものコミュニケーション障害
931 フェティシズム
941 コーラン
944 哲学
954 性倒錯
956 西洋哲学史
960 カンギレム
961 喪の悲しみ
968 プラトンの哲学
973 100の神話で身につく一般教養
977 100語でわかるセクシュアリティ
978 ラカン
983 児童精神医学
987 ケアの倫理
989 十九世紀フランス哲学
990 レヴィ=ストロース
992 ポール・リクール
996 セクトの宗教社会学
997 100語でわかるマルクス主義
999 宗教哲学
1000 イエス
1002 美学への手引き
1003 唯物論

文庫クセジュ

歴史・地理・民族(俗)学

62 ルネサンス
79 ナポレオン
133 十字軍
160 ラテン・アメリカ史
191 ルイ十四世
202 世界の農業地理
338 ロシア革命
351 ヨーロッパ文明史
382 海賊
412 アメリカの黒人
491 アステカ文明
530 森林の歴史
541 アメリカ合衆国の地理
590 中世ヨーロッパの生活
597 ヒマラヤ
604 テンプル騎士団
610 インカ文明
615 ファシズム
636 メジチ家の世紀
648 マヤ文明
664 新しい地理学
665 イスパノアメリカの征服
684 ガリカニスム
689 言語の地理学
713 古代エジプト
719 フランスの民族学
724 バルト三国
735 バスク人
747 ルーマニア史
752 オランダ史
760 ヨーロッパの民族学
766 ジャンヌ・ダルクの実像
767 ローマの古代都市
769 中国の外交
790 ベルギー史
810 闘牛への招待
812 ポエニ戦争
813 ヴェルサイユの歴史
814 ハンガリー
816 コルシカ島
819 戦時下のアルザス・ロレーヌ
828 クロアチア
831 クローヴィス
834 プランタジネット家の人びと
842 コモロ諸島
853 パリの歴史
856 インディヘニスモ
857 アルジェリア近現代史
858 ガンジーの実像
859 アレクサンドロス大王
861 多文化主義とは何か
864 百年戦争
865 ヴァイマル共和国
870 ビザンツ帝国史
872 アウグストゥスの世紀
876 悪魔の文化史
879 ジョージ王朝時代のイギリス
882 聖王ルイの世紀
883 皇帝ユスティニアヌス

文庫クセジュ

885 古代ローマの日常生活
889 バビロン
890 チェチェン
896 カタルーニャの歴史と文化
898 フランス領ポリネシア
902 ローマの起源
903 石油の歴史
904 カザフスタン
906 フランスの温泉リゾート
911 現代中央アジア
913 フランス中世史年表
915 クレオパトラ
918 ジプシー
922 朝鮮史
925 フランス・レジスタンス史
928 ヘレニズム文明
932 エトルリア人
935 カルタゴの歴史
937 ビザンツ文明
938 チベット

939 メロヴィング朝
942 アクシオン・フランセーズ
943 大聖堂
945 ハドリアヌス帝
948 ディオクレティアヌスと四帝統治
951 ナポレオン三世
959 ガリレオ
962 100の地点でわかる地政学
964 100語でわかる中国
966 アルジェリア戦争
967 コンスタンティヌス
974 ローマ帝国
979 イタリアの統一
981 古代末期
982 ショアーの歴史
985 シチリアの歴史
986 ローマ共和政
988 100語でわかる西欧中世
993 ペリクレスの世紀
995 第五共和制

1001 第一次世界大戦
1004 クレタ島
1005 古代ローマの女性たち
1007 文明の交差路としての地中海世界

文庫クセジュ

社会科学

357 売春の社会学
396 性関係の歴史
483 社会学の方法
616 中国人の生活
654 女性の権利
693 国際人道法
694 外科学の歴史
717 第三世界
740 フェミニズムの世界史
744 社会学の言語
746 労働法
786 ジャーナリストの倫理
787 象徴系の政治学
824 トクヴィル
845 ヨーロッパの超特急
847 エスニシティの社会学
887 ＮＧＯと人道支援活動
888 世界遺産
893 インターポール
894 フーリガンの社会学
899 拡大ヨーロッパ
917 教育の歴史
919 世界最大デジタル映像アーカイブ ＩＮＡ
926 テロリズム
936 フランスにおける脱宗教性《ライシテ》の歴史
940 大学の歴史
946 医療制度改革
957 ＤＮＡと犯罪捜査
994 世界のなかのライシテ

文庫クセジュ

自然科学

60 死
110 微生物
165 色彩の秘密
280 生命のリズム
424 心の健康
609 人類生態学
701 睡眠と夢
761 薬学の歴史
770 海の汚染
794 脳はこころである
795 インフルエンザとは何か
797 タラソテラピー
799 放射線医学から画像医学へ
803 エイズ研究の歴史
830 宇宙生物学への招待
844 時間生物学とは何か
869 ロボットの新世紀
875 核融合エネルギー入門
878 合成ドラッグ
884 プリオン病とは何か
895 看護職とは何か
912 精神医学の歴史
950 100語でわかるエネルギー
963 バイオバンク

文庫クセジュ

語学・文学

266 音声学
489 フランス詩法
514 記号学
526 言語学
579 ラテンアメリカ文学史
598 英語の語彙
618 英語の語源
646 ラブレーとルネサンス
690 文字とコミュニケーション
706 フランス・ロマン主義
711 中世フランス文学
714 十六世紀フランス文学
716 フランス革命の文学
721 ロマン・ノワール
729 モンテーニュとエセー
753 文体の科学
774 インドの文学
776 超民族語
777 文学史再考

784 イディッシュ語
788 語源学
817 ゾラと自然主義
822 英語語源学
829 言語政策とは何か
832 クレオール語
833 レトリック
838 ホメロス
840 語の選択
843 ラテン語の歴史
846 社会言語学
855 フランス文学の歴史
868 ギリシア文法
873 物語論
901 サンスクリット
924 二十世紀フランス小説
930 翻訳
934 比較文学入門
949 十七世紀フランス文学入門
955 ＳＦ文学

965 ミステリ文学
971 100語でわかるロマン主義
976 意味論
980 フランス自然主義文学
1007 音声の科学 音声学入門